脳がみるみる若返る！
なぞり書き・音読
百人一首

著・手本 中山佳子
脳科学監修 篠原菊紀

イースト・プレス

時を超えて愛される「百人一首」の世界

百人一首とは?

『百人一首』は、平安~鎌倉時代に活躍した歌人・藤原定家がまとめた和歌集です。成立の経緯は諸説ありますが、定家の息子の義父にあたる宇都宮頼綱《うつのみやよりつな》（蓮生《れんしょう》）から、山荘の襖に飾るために和歌を選んでほしいと依頼され、色紙100枚に和歌を書いて贈ったのが原型とされています。山荘が京都の嵯峨小倉山にあったことから、のちに『小倉百人一首』とも呼ばれるようになりました。

定家は、10種類の勅撰和歌集（天皇や上皇の命により編纂された公式の和歌集）から、100人の歌人の和歌を一首ずつ選びました。飛鳥・奈良時代から鎌倉時代初期までの約600年の間に詠まれた和歌から、定家の感性で選りすぐった和歌が、ほぼ時代順に並べられています。100首は、藤原鎌足とともに「大化の改新」を行ったとされる天智天皇（626~671年頃）の歌に始まり、鎌倉幕府を討とうとして敗北した順徳院（1197~1242年）の歌に終わります。大半を平安時代の歌人が占めており、平安王朝の栄枯盛衰の歴史が見てとれます。

百人一首に詠まれたテーマ

百人一首に収められている歌のうち、最も多いのは恋の歌で43首。次いで四季の歌が32首、特に秋の歌が多く収められています。恋の歌が圧倒的に多いのは、

◉歌人たちの呼び名

百人一首の歌人は、皇族や貴族、僧侶、朝廷に出仕する女房や女官などです。当時は厳格な身分社会であり、人の名前には身分や役職などが含まれていました。例えば、中納言行平《ちゅうなごんゆきひら》の場合、「中納言」は役職を表しています。女性は、父親や夫の役職名などを入れて呼ばれました。

当時の恋愛では、和歌は男女の重要なコミュニケーション手段だったため、男女は、直接出会って恋に落ちるのではなく、和歌を通して関係を深め、ようやく会うことができました。そのため、和歌は自分の思いを伝えるための大切なものだったのです。

「かるた」として広まった百人一首

百人一首は、室町時代に和歌・連歌の専門家に研究されるようになり、江戸時代には教養書としても普及しました。また、16世紀後半にポルトガルからカルタが伝わり、流行したことから、絵入りの「歌かるた」が作られるようになり、庶民の遊戯としても広まりました。現在では日本の古典文学として親しまれているほか、「競技かるた」としても楽しまれています。

現代にも通じる歌人の心

「五七五七七」を定型とするわずか31文字の和歌。その中に込められた当時の人々の思いは、恋をして切ない気持ち、日本の四季折々の風景や自然に感動する気持ちなど、現代に生きる私たちにも容易に理解できるものがたくさんあります。不遇の人生を送った歌人の歌が多いことも百人一首の特徴のひとつであり、政争や出世争いに翻弄された人々の、人生の悲哀に共感する部分も多いでしょう。

当時の人の暮らしぶりを想像しながら、ぜひ一首一首を味わってみてください。言葉のリズムや響きが美しいものばかりですから、書くだけでなく、何度も声に出してみることで、歌の味わいはより深くなるはずです。

◉主な貴族の官職の例

摂政〔せっしょう〕 天皇が幼少・病弱などのときに代わって政治を行う。

関白〔かんぱく〕 成人の天皇を補佐する。

太政大臣〔だじょうだいじん〕 政治のトップを担う。

左大臣〔さだいじん〕・**右大臣**〔うだいじん〕・**内大臣**〔ないだいじん〕 太政大臣に次ぐ地位。左、右、内の順に地位が高い。

大納言〔だいなごん〕・**中納言**〔ちゅうなごん〕・**小納言**〔しょうなごん〕 大臣に次ぐ地位。大、中、小の順に地位が高い。「**権**〔ごん〕」がつくと定員外の官位であることを表す。

参議〔さんぎ〕 納言に次ぐ地位。四位以上が任命された。

卿〔きょう〕・**大輔**〔たいふ〕 卿は八省（中務・式部・治部・民部・兵部・刑部・大蔵・宮内）の長官。大輔は次官。

大夫〔だいぶ〕 各省の下の役所「**識**〔しき〕」の長官。

◉皇族の尊称の例

院〔いん〕 上皇（元天皇）・法皇（出家した上皇）。

親王〔しんのう〕・**内親王**〔ないしんのう〕 親王は天皇の兄弟・皇子。内親王は天皇の姉妹・皇女。

朝臣〔あそん〕 臣籍降下（皇族がその身分を離れ、姓を賜り臣下の籍に降りること）した皇族、五位以上の中級貴族につける敬称。

なぞり書きと音読で脳がいきいき活性化！

――篠原菊紀（脳科学監修）

脳は体と同じく、トレーニングで鍛えられる！

誰しもが体も脳もいつまでも健康に保ち続けたいと願っていると思います。しかし、年を重ねるにつれて体も脳も衰えていきます。その中でも特に衰えやすいのが、何か作業をするときに、必要な情報を一時的に脳に記憶する、ワーキングメモリと呼ばれる能力です。私たちは普段、このワーキングメモリを使って仕事をしたり、会話をしたり、学習したりして、日常生活のさまざまな場面に関わってくる能力です。

ワーキングメモリの昨日はおもに脳の前頭前野と呼ばれる領域が基盤となっており、その働きは18～25歳でピークをむかえ、40～50代で衰え始めます。年を重ねるごとに、もの忘れが増えたり、人の名前がぱっと思い出せなくなることが増えるのは、前頭前野が衰え、ワーキングメモリの機能が低下しているからです。

しかし、脳は体と同じように鍛えることができます。体の場合は、筋トレや運動、健康的な生活を送ることが、その機能を維持するうえで役立ちます。脳も同じように認知的なトレーニング、いわゆる脳トレで鍛えることができます。さらに脳の変化は筋肉よりもはるかにはやく、効果が出やすく持続しやすいことがわかっています。高齢者に継続的に認知的トレーニングを半年間受けてもらったところ、効果が5年後まで続いたという研究結果もあります。ぜひ今日から脳トレをはじめて、元気な脳をいつまでも保ちつづけましょう！

なぞり書き&音読で、脳にうれしい効果！

本書では昔懐かしい「百人一首」をなぞって、声に出すことで、脳を鍛えることができます。なぞり書きを行っているときに、脳の前頭前野が活発に働くことが研究で明らかになっています。実際にえんぴつを持ち、手を動かしなぞるという動きは、脳の血液量が多くなり、認知症予防やもの忘れ予防の効果があります。なぞり書きの動きには、手を動かすように命令する運動野、場所や位置関係を教える頭頂連合野、文字の知識がしまわれている下側頭回、左右の前頭前野などが広範囲にわたって活発に働いています。

音読もまた、脳の前頭前野を効果的に刺激してくれます。「百人一首」の歌の背景や詠み手の心情に思いをはせながら声に出すことで、脳の側頭頭頂接合部（角回）という部分の活動が高まります。ここは想像力をつかさどる領域で、側頭頭頂接合部を刺激することで想像力の向上につながります。

そして、なぞり書きと音読を同時に行うなど、2つ以上のことを同時に行うことを「デュアルタスク」といいます。私たちは日常生活でもさまざまな場面でデュアルタスクを行っています。例えば、電話をしながらメモを取る、音楽を聴きながら料理をするなどです。年を重ねると、若い頃はできていたデュアルタスクが脳の変化に伴い、やりづらく感じることが多くなると思います。本書のなぞり書きと音読を意識的に一緒に行うことで、普段なかなか使わない脳の領域も刺激してくれます。最初はなかなかうまくいかないかもしれませんが、慣れないことをすること自体が脳へのいい刺激になるので、ぜひチャレンジしてみてください。

楽しく続けることが一番の秘けつ！

こうした脳トレを続けるためには、なによりも「楽しく行う」ことが一番です。強制されている、やらされている、楽しくないと感じながら脳トレを行うのは脳にとってもいい効果を得ることができません。大脳の奥に線条体という部分があり、「やる気」と密接に関わっていて、楽しいことやワクワクするようなことをしているときに活性化します。線条体が活性化している状態で脳トレを行うことで、脳トレの効果も大きくアップします。

本書では「百人一首」を題材にしています。古典的教養を身につけながら、1000年以上も前の歌に思いをはせながら、脳トレを行うことで楽しく続けることができます。決して一気にやろうとせず、自分のペースで進めてみてください。楽しいから続く、脳トレを続けて習慣化することで、脳はより元気になり、毎日を楽しく過ごすことができるはずです！

脳科学監修　**篠原菊紀**（しのはらきくのり）
公立諏訪東京理科大学工学部情報応用工学科教授
医療介護・健康工学研究部門長

専門は脳科学、応用健康科学。遊ぶ、運動する、学習するといった日常の場面における脳活動を調べている。ドーパミン神経系の特徴を利用し遊技機のもたらす快感を量的に計測したり、ギャンブル障害・ゲーム障害の実態調査や予防・ケア、脳トレーニング、AI（人工知能）研究など、ヒトの脳のメカニズムを探求する。著書に『楽しみながら脳を活性化！大人の漢字ドリル200日』（小社）などがある。

なぞり書きで心が整い、リフレッシュできる！ ——中山佳子（著・手本）

私たちの心は、日々の様々なことや未来への不安、過去への後悔などの雑念にとらわれやすく、「今ここ」に意識を向けることが思いのほか難しいものです。しかし、「今ここ」に集中することは、脳を活性化させ、ストレスを軽減する効果が期待されるといわれています。このような「今ここ」に集中した状態をマインドフルネスといいます。

なぞり書きに没頭することは、マインドフルネスな状態を作り出すことにつながります。丁寧に書くことは手先のコントロールを必要とするため、自然と「今ここ」に集中することができるのです。リズムをとりながら手を動かし、文字をなぞれば、呼吸が整い、心地よい時間と身体の感覚が得られます。興奮していたり落ち込んだりしているときでも、一心になぞることで気分は安定し、心をニュートラルな状態に整えることができるでしょう。

手書きで文字を書く機会が少なくなった昨今ですが、書くことは人生を豊かにしてくれます。自分のペースでかまいませんので、百人一首という古典文学を読み解きながら、ひとつひとつの文字を味わうようになぞってみてください。その時間はきっと、日々に潤いを与えてくれるはずです。

著・手本　中山佳子（なかやまよしこ）
一般社団法人書道能力開発協会理事長
株式会社フィールドデザイン代表取締役

「日・タイ修好130周年」事業認定のコンケン大学での書道イベント、京都でのジュニア書道展覧会など、書の普及活動を幅広く展開する。フジテレビ『芸能界特技王決定戦 TEPPEN』書道審査員、関西テレビ「よーいドン！サタデー」での美文字指南などのテレビ出演や、書籍の執筆、全国での講演活動も行う。表参道、渋谷、京都などでの書道個展10回。トヨタ自動車で培ったビジネススキルを提供する企業研修会社「フィールドデザイン」の経営、早稲田大学大学院での武道、武士道研究、さらに戦国時代を題材にした舞台「戦影恋歌」（渋谷伝承ホール）シリーズの総合プロデュースを複数手掛けるなど、日本文化の継承と社会の発展を目指す。著書に、「大人のたしなみ美しいペン字練習帳」（朝日新聞出版）、『大判心を整える般若心経練習帳』（西東社）他。

◉書くときの姿勢と正しいペンの持ち方

書くときは、自然に背筋を伸ばし、肩の力を抜きましょう。椅子に座る場合は両足を床につけ、身体をしっかり安定させます。身体への負担が少ない姿勢が理想的です。また、顔を紙に近づけすぎないことも大切です。紙全体を見渡せるような姿勢を心がけると、全体のバランスを意識しながら書くことができます。

ペンは、親指、人さし指、中指の3本の指で持ちます。この3本の指を柔軟に動かせるようにすると、ペン先がコントロールしやすくなります。手首は机につけて、安定させましょう。ペンの角度は紙に対して60度くらいが目安となります。

◉筆記用具の選び方

筆記用具は、ボールペン、万年筆、鉛筆など、なんでもかまいません。筆記用具によってペン先の滑り心地が違うので、自分の好きな書き心地のものを選んでみましょう。なぞり書きをしやすい太さのものがよいでしょう。

本書の使い方

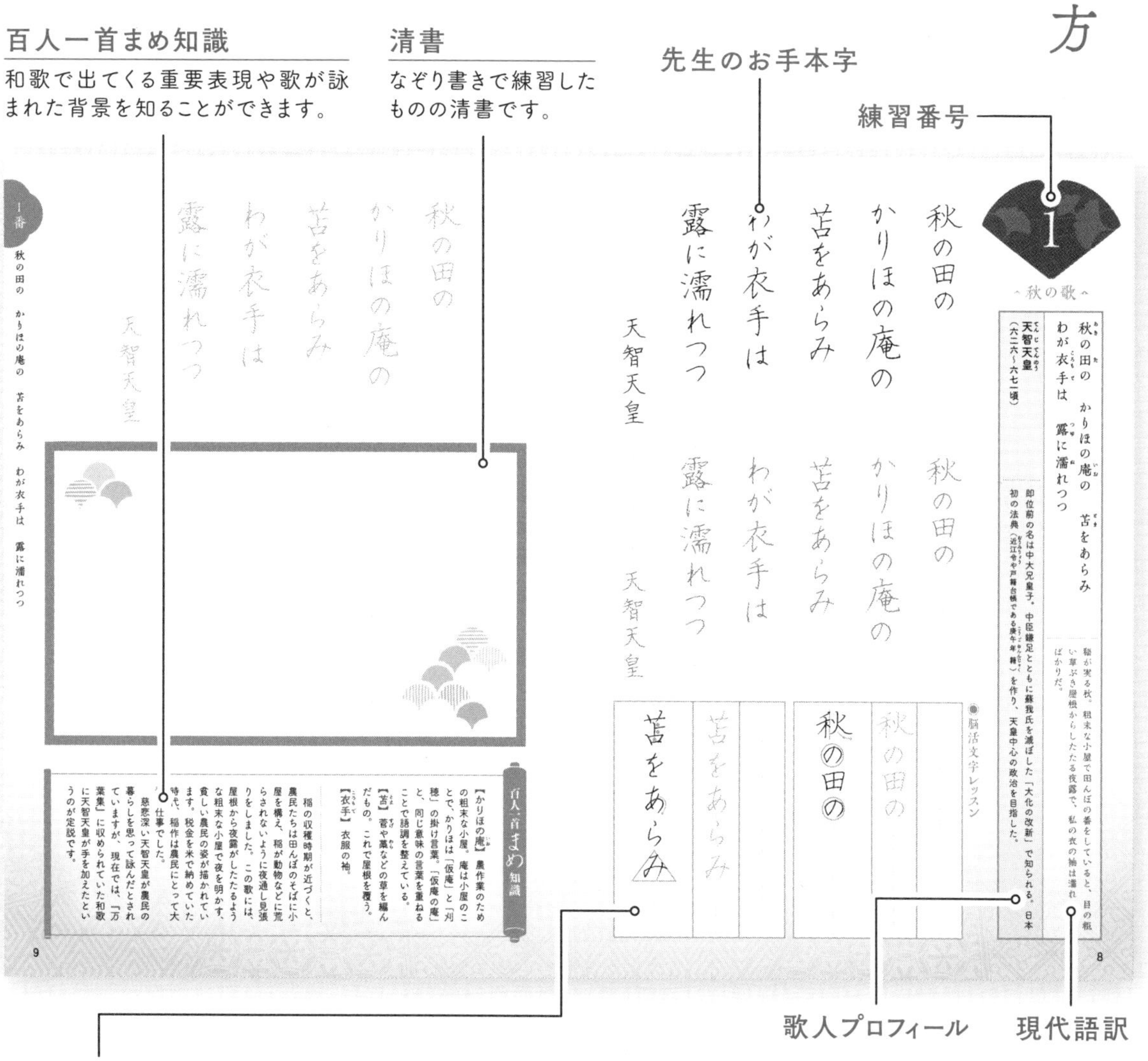

脳活文字レッスン

文字を書くときに気をつけたいポイントです。間隔や大きさなどを意識することで脳トレにもつながります。

〈マークのルール〉

— ｜	などの実線	**そろえる**
┄ ┆	などの点線	**あける**
●	複数の黒丸	**間隔をほぼ同じにする**
→	矢印	**方向に注意する**
↘→	矢印の途中に黒丸	**一旦止まって方向を変える**
⌒	曲線の矢印	**大きくまわる**
┐↓	横画から下方向の矢印	**真下に**
△○□	などの形	**文字の形を意識する**

1

秋の歌

秋《あき》の田《た》の　かりほの庵《いお》の　苫《とま》をあらみ
わが衣手《ころもで》は　露《つゆ》に濡《ぬ》れつつ

天智天皇《てんじてんのう》
（六二六～六七一頃）

稲が実る秋。粗末な小屋で田んぼの番をしていると、目の粗い草ぶき屋根からしたたる夜露で、私の衣の袖は濡れていくばかりだ。

即位前の名は中大兄皇子。中臣鎌足とともに蘇我氏を滅ぼした「大化の改新」で知られる。日本初の法典（近江令《おうみりょう》や戸籍台帳である庚午年籍《こうごねんじゃく》）を作り、天皇中心の政治を目指した。

秋の田の
かりほの庵の
苫をあらみ
わが衣手は
露に濡れつつ
天智天皇

秋の田の
かりほの庵の
苫をあらみ
わが衣手は
露に濡れつつ
天智天皇

◉脳活文字レッスン

秋の田の
秋の田の

苫をあらみ
苫をあらみ

秋の田の
かりほの庵の
苫をあらみ
わが衣手は
露に濡れつつ

天智天皇

秋の田の　かりほの庵の　苫をあらみ　わが衣手は　露に濡れつつ

百人一首まめ知識

【かりほの庵《いお》】農作業のための粗末な小屋。庵は小屋のことで、かりほは「仮庵」と「刈穂」の掛け言葉。「仮庵の庵」と、同じ意味の言葉を重ねることで語調を整えている。
【苫《とま》】菅《すげ》や藁《わら》などの草を編んだもの。これで屋根を覆う。
【衣手《ころもで》】衣服の袖。

稲の収穫時期が近づくと、農民たちは田んぼのそばに小屋を構え、稲が動物などに荒らされないように夜通し見張りをしました。この歌には、屋根から夜露がしたたるような粗末な小屋で夜を明かす、貧しい農民の姿が描かれています。税金を米で納めていた時代、稲作は農民にとって大切な仕事でした。

慈悲深い天智天皇が農民の暮らしを思って詠んだとされていますが、現在では、『万葉集』に収められていた和歌に天智天皇が手を加えたというのが定説です。

2

夏の歌

春《はる》過《す》ぎて　夏来《なつき》にけらし　白妙《しろたえ》の
衣《ころも》ほすてふ《ちょう》　天《あま》の香具山《かぐやま》

もう春は過ぎ去り、いつのまにか夏が来てしまったようだ。香具山にはあんなにたくさんのまっ白な着物が干されているのですから。

持統天皇《じとうてんのう》（六四五～七〇二頃）

天智天皇の第二皇女。夫の死後、持統天皇として即位した。政策面では、刑部親王や藤原不比等らに命じて法令集「大宝律令」を編纂させるなど、奈良時代の政治の足元を固めた。

春過ぎて
夏来にけらし
白妙の
衣ほすてふ
天の香具山

持統天皇

春過ぎて
夏来にけらし
白妙の
衣ほすてふ
天の香具山

持統天皇

◉**脳活文字レッスン**

春過ぎて

春過ぎて

天の香具山

天の香具山

2番

春過ぎて　夏来にけらし　白妙の　衣ほすてふ　天の香具山

春過ぎて
夏来にけらし
白妙の
衣ほすてふ
天の香具山

持統天皇

百人一首まめ知識

【来にけらし】来たらしい。
【白妙《しろたえ》の】衣や袖、雪など白いものにかかる枕詞。白妙は楮《こうぞ》や麻で織った白い布のこと。
【てふ】「〜という」を縮めた言い方。

奈良県橿原市にある香具山は、持統天皇が治める都、藤原京から見える山。天から降ってきたという伝説があるため、「天の」という言葉を冠して呼ばれました。

そんな天の香具山に干されている「白妙の衣」は、夏の神事に使う白い衣だといわれています。空の青、山の緑、衣の白という色彩のコントラストが鮮やかで、爽やかな初夏の空気が感じられる一首です。当時、新しい季節を迎えられるのは政治が順調な証でもあったため、徳政の喜びも表現されているのでしょう。

ちなみに当時の夏は旧暦の4〜6月で、現在とは季節感が異なります。

3

恋の歌

あしびきの　山鳥《やまどり》の尾《お》の　しだり尾《お》の
ながながし夜《よ》を　ひとりかも寝《ね》む

柿本人麻呂《かきのもとのひとまろ》
（六六〇頃〜七二〇頃）

夜になると、雄と雌が離れて寝る山鳥だが、その長く垂れ下がった尾のように、こんなにも長い夜を、私もまた、（あなたと離れて）ひとり寂しく寝るのだろうか。

飛鳥時代の歌人。名は「人麿」とも表記される。後世、山部赤人とともに歌聖と呼ばれ、称えられている。また三十六歌仙の一人で、平安時代からは「人丸」と表記されることが多い。

あしびきの
山鳥の尾の
しだり尾の
ながながし夜を
ひとりかも寝む

柿本人麻呂

あしびきの
山鳥の尾の
しだり尾の
ながながし夜を
ひとりかも寝む

柿本人麻呂

◉脳活文字レッスン

あしびきの

あしびきの

山鳥の尾の

山鳥の尾の

3番

あしびきの 山鳥の尾の しだり尾の ながながし夜を ひとりかも寝む

柿本人麻呂

あしびきの　山鳥の尾の　しだり尾の　ながながし夜を　ひとりかも寝む

百人一首まめ知識

【あしびきの】「山」にかかる枕詞。

【しだり尾】長く垂れ下がった尾羽。

【ひとりかも寝む】一人で寝るのだろうか。

山鳥はキジ科の鳥で、日中は一緒に過ごす雌雄が、夜になると峰を隔てて別々に寝るという言い伝えがありました。古典では「一人寝」を象徴する言葉として用いられ、当時の人は「山鳥」という言葉から離れ離れの切ない気持ちを連想したそうです。

山鳥の雄は長く垂れ下がった尾羽を持つのが特徴で、この歌では長い夜の比喩に用いられています。「あしびきの 山鳥の尾の しだり尾の ながながし夜」と、「の」を4回も反復しながら、これだけの文字数で夜の長さを表現することで、その長さが強調され、寂しさや嘆きの気持ちがしみじみと伝わってきます。

4
冬の歌

田子《たご》の浦《うら》に　うち出《い》でてみれば　白妙《しろたえ》の
富士《ふじ》の高嶺《たかね》に　雪《ゆき》は降《ふ》りつつ

山辺赤人《やまべのあかひと》
（生没年不詳）

奈良時代の歌人。三十六歌仙の一人。姓は宿禰《すくね》。山部足島の子とする系図がある。官位は外従六位下・上総少目。

田子の浦の海岸に出てみると、雪をかぶったまっ白な富士の山が見えるが、その高い峰には、今もしきりに雪がふり続けているよ。

田子の浦に
うち出でてみれば
白妙の
富士の高嶺に
雪は降りつつ
山辺赤人

田子の浦に
うち出でてみれば
白妙の
富士の高嶺に
雪は降りつつ
山辺赤人

◉脳活文字レッスン

田子の浦に

田子の浦に

白妙の

白妙の

4番

田子の浦に　うち出でてみれば　白妙の　富士の高嶺に　雪は降りつつ

田子の浦に
うち出でてみれば
白妙の
富士の高嶺に
雪は降りつつ
山辺赤人

百人一首まめ知識

【田子の浦】 現在の静岡県清水区の駿河湾のあたりとされている。

【高嶺《たかね》】 高い峰。山の頂上。

【降りつつ】 降り続いている。

山辺赤人は奈良時代の下級官人で『万葉集』を代表する歌人のひとり。聖武天皇の行幸（外出）のお供をしたり自身で旅をしたりした際に、各地の景色を詠みました。

この歌は、田子の浦の海岸にたどり着いた時に詠んだもの。目の前を遮るものがなくなり視界が開けた瞬間、海の向こうに雄大な富士山が見えたことを歌にしています。山頂に雪が降っているかどうかは遠目にはわからないはずなので、「雪は降りつつ」は想像で詠んだと考えられます。

今も昔も人々を魅了する富士山。その姿が目に飛び込んできた一瞬の感動を、鮮やかに切り取った一首です。

5

秋の歌

奥山《おくやま》に　紅葉《もみじ》踏《ふ》みわけ　鳴《な》く鹿《しか》の
声《こえ》聞《き》く時《どき》ぞ　秋《あき》は悲《かな》しき

猿丸大夫《さるまるだゆう》
（生没年不詳）

奥深い山の中で、（一面に散りしいた）紅葉を踏みわけて鳴いている鹿の声を聞く時は、この秋の寂しさが、いっそう悲しく感じられることだ。

三十六歌仙の一人。「猿丸」は名、大夫とは五位以上の官位を得ている者の称。本当に実在するか疑われている人物でもある。

奥山に
紅葉踏みわけ
鳴く鹿の
声聞く時ぞ
秋は悲しき
猿丸大夫

奥山に
紅葉踏みわけ
鳴く鹿の
声聞く時ぞ
秋は悲しき
猿丸大夫

◉脳活文字レッスン

奥山に

奥山に

紅葉踏みわけ

紅葉踏みわけ

5番

奥山に　紅葉踏みわけ　鳴く鹿の　声聞く時ぞ　秋は悲しき

奥山に
紅葉踏みわけ
鳴く鹿の
声聞く時ぞ
秋は悲しき

猿丸大夫

百人一首まめ知識

【奥山】 人里離れた山奥。

【紅葉《もみじ》踏みわけ】 主語は人間なのか鹿なのか解釈が分かれているが、鹿と考えるのが一般的。

【声聞く時ぞ】 とりわけ声を聞く時は。「ぞ」は強調の意味。

秋は鹿にとって求愛の季節。晩秋になると普段は鳴かない雄鹿が甲高く鳴き、雌鹿を求めます。その哀愁を帯びた声に、昔の人は妻や愛しい人を恋い慕う気持ちを重ねたといいます。紅葉も鹿も秋を代表するモチーフであり、多くの和歌に詠まれているほか、花札の10月札の絵柄としても知られています。

人の気配がない奥山。その静寂の中に響く、地面に散った紅葉を踏む音、雄鹿の鳴く声。情景とともに音まで聞こえてくるような歌で、秋の物悲しさ、人恋しさ、侘しさを強く感じさせます。

6

冬の歌

かささぎの　渡《わた》せる橋《はし》に　置《お》く霜《しも》の
白《しろ》きを見《み》れば　夜《よ》ぞふけにける

かささぎが渡したという天の川の橋に降りた真っ白な霜を見ると、夜も随分と更けたのだなあ。

大伴家持《おおとものやかもち》（七一八頃～七八五）

奈良時代の貴族・歌人。大納言・大伴旅人の子。官位は従三位・中納言。三十六歌仙の一人。『万葉集』を編纂した中心人物でもある。

かささぎの
渡せる橋に
置く霜の
白きを見れば
夜ぞふけにける
大伴家持

かささぎの
渡せる橋に
置く霜の
白きを見れば
夜ぞふけにける
大伴家持

◉脳活文字レッスン

渡せる橋に
渡せる橋に

置く霜の
置く霜の

6番

かささぎの　渡せる橋に　置く霜の　白きを見れば　夜ぞふけにける

かささぎの
渡せる橋に
置く霜の
白きを見れば
夜ぞふけにける
大伴家持

百人一首まめ知識

【かささぎ】 カラス科の鳥。カラスよりやや小さく、羽は黒く、お腹の部分は白い。
【おく】（霜が）降りる。

「かささぎの渡せる橋」は、中国の七夕伝説に由来します。七夕の夜、織姫と彦星を会わせるために、かささぎの群れが羽を広げて天の川に橋を作ったという話です。

この歌では、冬の夜空に燦然と輝く星を見て、まるでかささぎが渡した橋に霜が降りているようだと空想しています。冬は、星が鮮やかに美しく見えるもので、その光景を幻想的に描いています。

また、この歌には別の解釈もあります。宮中の御階《みはし》（階段）をかささぎの橋に見立てているという説です。御階に降りた霜が、夜空に輝く星のようだとして、七夕伝説のイメージを重ねています。

どちらの説もロマンを感じさせてくれます。

7

旅の歌

天《あま》の原《はら》　ふりさけみれば　春日《かすが》なる
三笠《みかさ》の山《やま》に　いでし月《つき》かも

大空をはるかに仰いで眺めると美しい月が出ているが、あの月はきっと故郷である春日の三笠の山に出た月と同じ月なのだろう。

阿部仲麿《あべのなかまろ》
（六九八～七七〇）

遣唐使として中国の唐へ渡った留学生の一人。玄宗皇帝に気に入られ、50年以上仕えた。帰国の際、船が難破し、唐の地で没す。盛唐の詩人である李白や王維とも親交があった。

天の原
ふりさけみれば
春日なる
三笠の山に
いでし月かも
阿部仲麿

天の原
ふりさけみれば
春日なる
三笠の山に
いでし月かも
阿部仲麿

◉脳活文字レッスン

三笠の山に

三笠の山に

いでし月かも

いでし月かも

7番

天の原　ふりさけみれば　春日なる　三笠の山に　いでし月かも

天の原
ふりさけみれば
春日なる
三笠の山に
いでし月かも
阿部仲麿

百人一首まめ知識

【天《あま》の原《はら》】大空。

【ふりさけみれば】遥か遠くを見渡すと。

【春日《かすが》なる】春日にある。「春日」は現在の奈良県奈良市の春日大社一帯を指す。

遣唐留学生として唐に渡って30年以上が経ち、ようやく日本に戻れることになった阿部仲麿が、明州（現在の寧波）の海辺で開かれた送別会で詠んだとされる歌です。明州の夜空に浮かぶ美しい月を見ながら、故郷の「三笠の山」に昇っていた月を思う、望郷の歌です。

三笠の山は、奈良県の春日大社の裏手にある三笠山（御蓋山）のこと。当時、遣唐使は出発前に春日大社で旅の安全を祈願していました。

遣唐使の航海は命懸けで、遭難することも珍しくありません。仲麿も、帰りの船がベトナムに流れ着いてしまい、帰郷は叶いませんでした。

8

雑の歌

我《わ》が庵《いお》は　都《みやこ》のたつみ　しかぞ住《す》む
世《よ》を宇治山《うじやま》と　人《ひと》は言《い》ふなり

喜撰法師《きせんほうし》
（生没年不詳）

私の草庵は都の東南にあり、そこで静かにくらしている。しかし世間の人たちは（私が世間から隠れ）この宇治の山に住んでいるのだと噂しているようだ。

六歌仙の一人。宇治山の僧というほかは経歴不明。このたった一首で六歌仙の一人に数えられたことから、この歌がいかに高く評価されたのかがわかる。

我が庵は
都のたつみ
しかぞ住む
世を宇治山と
人は言ふなり
喜撰法師

我が庵は
都のたつみ
しかぞ住む
世を宇治山と
人は言ふなり
喜撰法師

◉脳活文字レッスン

我が庵は
我が庵は

世を宇治山と
世を宇治山と

8番

我が庵は　都のたつみ　しかぞ住む　世を宇治山と　人は言ふなり

我が庵は
都のたつみ
しかぞ住む
世を宇治山と
人は言ふなり
喜撰法師

百人一首まめ知識

【たつみ】東南。「辰巳」と書く。当時は方位を十二支で表した。東南は当時の都、平城京から見た宇治山の方角。
【しか】そのように。「鹿」を掛けているという説もある。
【宇治山《うじやま》】「宇治《うじ》」と「憂《う》し」を掛けている。現在の京都府宇治市にある山。

京都の宇治山は、平安貴族の別荘が多く建てられた場所であり、喜撰法師も出家後は宇治山で暮らしました。都の人は「世を憂いて宇治山に逃げた」と噂しますが、喜撰法師はそんなことは気にもせず、悠々自適な日々を送っていたそうです。

この歌は、上の句で喜撰法師が自身のことを語り、下の句でそんな自分を都の人々がどう噂しているかを述べています。現実と噂のギャップを面白がっているような、おおらかさを感じさせる歌です。

9

春の歌

花《はな》の色《いろ》は　移《うつ》りにけりな　いたづらに
わが身世《みよ》にふる　ながめせしまに

小野小町《おののこまち》
（生没年不詳）

伝説の美女で、六歌仙、三十六歌仙の一人。平安初期の女流歌人と知られている。美貌と才能に恵まれた女性として、数々の逸話が残っている。

花の色もすっかり色あせてしまいました。春の長雨をぼんやりと眺めいるうちに。わたしの美しさも、その花の色のように、こんなにも色あせてしまいました。

花の色は
移りにけりな
いたづらに
わが身世にふる
ながめせしまに
小野小町

花の色は
移りにけりな
いたづらに
わが身世にふる
ながめせしまに
小野小町

◉脳活文字レッスン

花の色は

花の色は

移りにけりな

移りにけりな

9番

花の色は　移りにけりな　いたづらに　わが身世にふる　ながめせしまに

花の色は
移りにけりな
いたづらに
わが身世にふる
ながめせしまに
小野小町

百人一首まめ知識

【移りにけりな】色あせてしまった。
【いたづらに】虚しく。
【ながめ】「長雨」と「眺め」の掛詞。

美しく咲く花も、いつかは色あせて散ってしまう……。移ろいゆく花を惜しむとともに、そのはかなさを自身の美貌に重ねた、哀愁漂う歌です。絶世の美女と褒めそやされていた小野小町は、老いていく自分に人一倍大きな虚無感を抱いていたのかもしれません。

小野小町は、その生涯に不明な部分が多く、謎多き人物とされていますが、様々な伝説は残っています。若い頃は美しい歌人として多くの男性を虜にしたものの、晩年は孤独で、諸国を放浪する日々を過ごし、最期は道端で白骨化したという哀れな逸話もあります。

10

雑の歌

これやこの　行《ゆ》くも帰《かえ》るも　別《わか》れては
知《し》るも知《し》らぬも　逢坂《おうさか》の関《せき》

蝉丸《せみまる》（生没年不詳）

これがあの京から出て行く人も帰る人も、知り合いも知らない他人も、皆ここで別れ、そしてここで出会うという有名な逢坂の関なのだなあ。

逢坂の関のそばに住む隠者とされているが、諸説ある。盲目の琵琶法師だったという説や醍醐天皇のご落胤《らくいん》だという説もある。

これやこの
行くも帰るも
別れては
知るも知らぬも
逢坂の関

蝉丸

これやこの
行くも帰るも
別れては
知るも知らぬも
逢坂の関

蝉丸

◉脳活文字レッスン

行くも帰るも

行くも帰るも

逢坂の関

逢坂の関

10番

これやこの　行くも帰るも　別れては　知るも知らぬも　逢坂の関

これやこの
行くも帰るも
別れては
知るも知らぬも
逢坂の関

蝉丸

百人一首まめ知識

【これやこの】 これがあの有名な。

【行くも帰るも】 行く人も帰る人も。「人」が省略されている。「知るも知らぬも」も同様に「知る人も知らない人も」となる。

【別れては】 別れては出会う。「ては」は反復の意味。

【逢坂の関】 現在の山城国（京都府）と近江国（滋賀県）の境にある関所。地名と「逢坂」と「逢う（会う）」を掛けている。

「行く／帰る」「知る／知らぬ」「別れる／会う」という言葉の対比や、言葉のくり返しによるリズミカルな調子が特徴的な和歌です。

逢坂の関は、京の都と東国（現在の関東）を結ぶ交通の要所だった場所。出会いと別れがくり返され、知らない者同士がすれ違う賑やかな光景は、一方で絶えず移り変わる世の無常を感じさせます。

11

旅の歌

わたの原《はら》　八十島《やそしま》かけて　漕《こ》ぎ出《い》でぬと
人《ひと》には告《つ》げよ　あまのつり舟《ぶね》

はるかなる大海原に多くの島々を目指して漕ぎ出して行った、と都にいる親しい人に告げてくれないか、そこの釣舟の漁夫よ。

参議《さんぎ》　篁《たかむら》（八〇二～八五二頃）

本名を小野篁。834年に遣唐使の副使に選ばれ、唐に向けて出発したが難破して帰国。837年の再出発の時に、当時の嵯峨天皇の怒りにふれ、2年間隠岐に流される。

わたの原
八十島かけて
漕ぎ出でぬと
人には告げよ
あまのつり舟

参議篁

わたの原
八十島かけて
漕ぎ出でぬと
人には告げよ
あまのつり舟

参議篁

◉脳活文字レッスン

わたの原

わたの原

漕ぎ出でぬと

漕ぎ出でぬと

わたの原
八十島かけて
漕ぎ出でぬと
人には告げよ
あまのつり舟
参議篁

11番

わたの原　八十島かけて　漕ぎ出でぬと　人には告げよ　あまのつり舟

百人一首まめ知識

【わたの原】大海原。
【八十島《やそしま》かけて】多くの島を目指して。「八十《やそ》」は数が多いという意味。
【人には告げよ】都にいる人に告げてほしい。
【あま】漁師。

隠岐島に流罪となった参議篁（参議は役職名）が、船出の際に詠んだ歌です。

篁は遣唐使の副使に選ばれ、唐に渡る予定でした。しかし、大使を務める藤原常嗣が、自身の破損した船と篁の船を取り替えてしまい、これを不満に思った篁は仮病を使って乗船を辞退しました。さらに、遣唐使や朝廷を風刺する漢詩まで詠んでしまい、これが嵯峨上皇の怒りを買い、島流しとなったのでした。

歌からは、旅立ちの爽やかな光景がイメージされる一方、どこか寂しさや絶望感が伝わってきます。

12

雑の歌

天《あま》つ風《かぜ》　雲《くも》の通《かよ》ひ路《じ》　吹《ふ》きとぢよ
を《お》とめの姿《すがた》　しばしとどめむ《ん》

僧正遍昭《そうじょうへんじょう》
（八一六～八九〇）

俗名を良岑宗貞《よしみねのむねさだ》。桓武天皇の皇孫。蔵人頭《くろうどのとう》として仁明天皇に仕えた。六歌仙の一人で出家する前は「深草少将」と呼ばれ、小野小町に恋する男として『大和物語』にも登場する。

天を吹く風よ、天女たちが帰っていく雲の中の通り道を吹き閉ざしてくれ。乙女たちの美しい姿を、もうしばらく地上に留めておきたいのだ。

天つ風
雲の通ひ路
吹きとぢよ
をとめの姿
しばしとどめむ
僧正遍昭

天つ風
雲の通ひ路
吹きとぢよ
をとめの姿
しばしとどめむ
僧正遍昭

◉脳活文字レッスン

天つ風
天つ風

をとめの姿
をとめの姿

12番

天つ風 雲の通ひ路 吹きとぢよ をとめの姿 しばしとどめむ

天つ風
雲の通ひ路
吹きとぢよ
をとめの姿
しばしとどめむ

僧正遍昭

百人一首まめ知識

【天《あま》つ風】 空吹く風。

【雲の通ひ路《じ》】 雲の中にある、天上へと通じる道。天女たちが行き来するとされていた。

僧正遍昭が出家前、良岑《よしみねの》宗貞《むねさだ》という名で役人をしていた頃に詠んだ歌です。

秋の宮中行事で「五節《ごせち》の舞」を披露する乙女たちに心を奪われ、その姿をずっと見ていたいと思った宗貞。その思いを歌にしました。乙女たちを天女に見立て、天上に戻るための「雲の通い路」を風が閉ざしてしまえばいいのに、そうすれば天女はもう少しここにいてくれるのに……と願う歌です。

詠み手の名前が、なぜ詠んだ当時のものではなく「僧《そう》正遍昭《じょうへんじょう》」なのかというと、作者は最終官職で表記することになっているため。このせいで、出家したはずの遍昭が煩悩にまみれていたと誤解されることもあるのだとか。

13

恋の歌

つくばねの　峰《みね》よりおつる　みなの川《がわ》
恋《こい》ぞつもりて　淵《ふち》となりぬる

陽成院《ようぜいいん》（八六九～九四九）

筑波山の峰から流れてくるみなの川も、（最初は小さなせせらぎほどだが）やがては深い淵になるように、私の恋もしだいに積もり、今では淵のように深いものとなってしまった。

清和天皇の皇子で、第57代天皇に即位するが、病のためわずか15歳で譲位する。勅撰集にはこの歌のみが残されている。

つくばねの
峰よりおつる
みなの川
恋ぞつもりて
淵となりぬる
陽成院

つくばねの
峰よりおつる
みなの川
恋ぞつもりて
淵となりぬる
陽成院

◉脳活文字レッスン

みなの川
みなの川
淵となりぬる
淵となりぬる

13番

つくばねの
峰よりおつる
みなの川
恋ぞつもりて
淵となりぬる

陽成院

つくばねの　峰よりおつる　みなの川　恋ぞつもりて　淵となりぬる

百人一首まめ知識

【つくばね】「筑波嶺」と書く。茨城県にある筑波山のこと。
【みなの川】「水無川」「男女川」とも書く。筑波山の頂上から桜川に注ぎ、霞ヶ浦に至る。
【淵《ふち》】水の流れが滞って深くなっているところ。

この歌の舞台である筑波山は、男体山《なんたいさん》、女体山《にょたいさん》という〝男女〟の名を冠する二つの峰に分かれている山です。古くから男女が集まって歌舞や食事を楽しみ、求婚し合う「歌垣《うたがき》」が行われた場としても知られており、恋をイメージさせる言葉として多くの歌に詠まれました。

つのる恋心を、山頂から下るにつれて水かさが増し、深くなっていく川に喩えたこの歌は、陽成院から綏子《すいし》内親王に贈られたもの。綏子内親王は、陽成院の後に即位した光孝《こうこう》天皇の皇女にあたり、2人は後に結婚しました。

14

恋の歌

陸奥《みちのく》の　しのぶもぢ《じ》ずり　誰《たれ》ゆゑ《え》に
乱《みだ》れそめにし　われならなくに

河原左大臣《かわらのさだいじん》
（八二二～八九五）

陸奥で織られる「しのぶもぢずり」の摺り衣の模様のように、乱れる私の心。いったい誰のせいでしょう。私のせいではないのに（きっとあなたのせいに違いありません）。

嵯峨天皇の皇子で本名は源融《みなもとのとおる》。源氏の姓を受け、左大臣従一位となった。のちに歌の舞台となる京都・賀茂川に河原院を建てた。

陸奥の
しのぶもぢずり
誰ゆゑに
乱れそめにし
われならなくに
河原左大臣

陸奥の
しのぶもぢずり
誰ゆゑに
乱れそめにし
われならなくに
河原左大臣

◉脳活文字レッスン

陸奥の

陸奥の

誰ゆゑに

誰ゆゑに

14番

陸奥の　しのぶもぢずり　誰ゆゑに　乱れそめにし　われならなくに

陸奥の
しのぶもぢずり
誰ゆゑに
乱れそめにし
われならなくに
河原左大臣

百人一首まめ知識

【陸奥《みちのく》】 現在の東北地方の太平洋側（東側）。

【しのぶもぢずり】 乱れ模様に摺った布。

【乱れそめにし】 乱れはじめてしまった。「そめ」は「初め」と「染め」の掛詞。

【われならなくに】 私のせいではないのに。「あなたのせいだ」という意味を込めている。

「しのぶもぢずり」は信夫《しのぶ》地方（現在の福島県）の名産品。石に草木を擦りつけ、布にその色を移して作られる、乱れ模様の染め物です。この歌では、恋をして心がかき乱されるさまを、衣の乱れ模様に重ねて表現しています。

作者・河原左大臣の名は、京都六条に構えた「河原院《かわらのいん》」という邸宅に由来します。広大な敷地には庭園があり、豪華で風流な暮らしを好んだそうです。

15

春の歌

君《きみ》がため　春《はる》の野《の》に出《い》でて　若菜《わかな》つむ
我《わ》が衣手《ころもで》に　雪《ゆき》はふりつつ

光孝天皇《こうこうてんのう》
（八三〇～八八七）

あなたにさしあげるため、春の野原に出かけて若菜を摘んでいる私の着物の袖に、季節外れの雪がしきりに降りかかってくる。

即位前は時康親王を称していた。陽成天皇の後、藤原基経《もとつね》に擁立されて即位したが、政治判断はすべて基経にまかせていた。事実上の関白政治のはじまりであった。

君がため
春の野に出でて
若菜つむ
我が衣手に
雪はふりつつ
光孝天皇

君がため
春の野に出でて
若菜つむ
我が衣手に
雪はふりつつ
光孝天皇

◉脳活文字レッスン

君がため

君がため

春の野に出でて

春の野に出でて

15番

君がため
春の野に出でて
若菜つむ
我が衣手に
雪はふりつつ

光孝天皇

君がため　春の野に出でて　若菜つむ　我が衣手に　雪はふりつつ

百人一首まめ知識

【若菜】 早春の野に生える食用の若草。現在でいう春の七草のこと。

【衣手】 衣服の袖。

【つつ】 反復や継続を表す。

かつて宮中では、早春の野に生える若草を食べると邪気を払うことができると信じられており、そのために野に出て「若菜摘み」をする年中行事がありました。今でも1月7日に無病息災を願って「七草がゆ」を食べる習慣があるのは、その名残です。

この歌は、光孝天皇がまだ皇太子だった頃、誰かに若菜を贈った時に添えられたものです。本人が若菜を摘んだのかどうかは定かではありませんが、雪の降るなか「あなた」の健康を願って若菜を摘むという、まごころを感じさせます。温厚でやさしく、聡明で、人々から慕われる存在だったといわれる光孝天皇の人柄が表われています。

16

離別の歌

立《た》ち別《わか》れ　いなばの山《やま》の　峰《みね》に生《お》ふる
まつとし聞《き》かば　今帰《いまかえ》り来《こ》む

あなたとお別れして、因幡の国へ行く私ですが、因幡の稲羽山の峰に生えている松の木のように、私の帰りを待つと聞いたなら、すぐに都に戻ってまいりましょう。

中納言行平《ちゅうなごんゆきひら》
（八一八～八九三）

平城天皇の皇子・阿保《あぼ》親王の子で、在原業平の異母兄にあたる。過失をおかし、文徳天皇の怒りを買い、一時期須磨に蟄居《ちっきょ》することになった。

立ち別れ
いなばの山の
峰に生ふる
まつとし聞かば
今帰り来む
中納言行平

立ち別れ
いなばの山の
峰に生ふる
まつとし聞かば
今帰り来む
中納言行平

◉脳活文字レッスン

立ち別れ
立ち別れ
いなばの山の
いなばの山の

16番

立ち別れ　いなばの山の　峰に生ふる　まつとし聞かば今帰り来む

立ち別れ
いなばの山の
峰に生ふる
まつとし聞かば
今帰り来む
中納言行平

百人一首まめ知識

【立ち別れ】「立ち」は意味や語勢を強める接頭語。

【いなばの山】因幡国《いなばのくに》（現在の鳥取県）にある稲羽山《いなばやま》。「因幡」と「往《い》なば（行ったなら）」を掛けている。

【まつとし聞かば】待つと聞いたなら。「松」と「待つ」を掛けている。

【今】すぐに。

【帰り来む】帰ってこよう。

因幡国の国守《こくしゅ》を命じられた中納言行平が、都を旅立つ時に親しい人に向けて詠んだ歌です。国守とは、地方の国の政務を行う役人で、任期付きで都から派遣されます。

歌に詠まれている「待つと聞いたなら、すぐに戻ってきましょう」というメッセージからは、都を離れる寂しさや別れを惜しむ気持ち、新天地に赴く不安など、行平の心情が滲み出ています。

17

秋の歌

ちはやぶる　神代《かみよ》もきかず　龍田川《たつたがわ》
からくれなゐ《い》に　水《みず》くくるとは

在原《ありわらの》業平《なりひら》朝臣《あそん》
（八二五〜八八〇）

百人一首の16番に歌がある、中納言行平の異母弟。右近衛権中将《うこんえごんのちゅうじょう》にまで出世し、「在五中将」や「在中将」と呼ばれた。六歌仙の一人で、『伊勢物語』の主人公のモデルとされている。

神代の昔でさえも、こんなことは聞いたことがない。龍田川が（一面に紅葉が浮いて）真っ赤な紅色に、流れる水を染めあげているとは。

ちはやぶる
神代もきかず
龍田川
からくれなゐに
水くくるとは
在原業平朝臣

ちはやぶる
神代もきかず
龍田川
からくれなゐに
水くくるとは
在原業平朝臣

◉脳活文字レッスン

神代もきかず

神代もきかず

龍田川

龍田川

17番

ちはやぶる　神代もきかず　龍田川　からくれなゐに　水くくるとは

ちはやぶる
神代もきかず
龍田川
からくれなゐに
水くくるとは

在原業平朝臣

百人一首まめ知識

【ちはやぶる】「神」にかかる枕詞。勢いが激しいこと。
【神代《かみよ》】神話の時代。
【龍田川】現在の奈良県生駒郡を流れる川。紅葉の名所。
【からくれなゐ】から（＝唐や韓）の国から渡来した鮮やかで濃い紅色。
【くくる】しぼり染めにする。

龍田川に数多の紅葉の葉が流れていく様子を、真っ赤に染められていく織物のようだと表現した歌です。神秘的な絶景を思わせますが、実際の光景を見たわけではなく、屏風に描かれた絵を見て詠まれたものです。

屏風の持ち主であった藤《ふじ》原 高子《わらのたかいこ》は、清和《せいわ》天皇の后となる人物ですが、入内前は作者の在原業平と恋人関係にあったといわれます。その恋は、身分の違いから諦めるしかなかった悲恋として『伊勢物語』に描かれています。

18

恋の歌

住《すみ》の江《え》の　岸《きし》による波《なみ》　よるさへ《え》や
夢《ゆめ》の通《かよ》ひ《い》路《じ》　人目《ひとめ》よくらむ《ん》

藤原《ふじわらの》敏行《としゆき》朝臣《あそん》
（生年不詳～九〇一頃）

住の江の岸に打ち寄せる波のように、いつもあなたに会いたいのだが、どうして夜の夢の道でさえ、あなたは人目をはばかって出てきてはくれないのだろう。

三十六歌仙の一人。書が上手く、弘法大師空海と並ぶ腕前だったといわれている。『宇治拾遺物語』のなかで敏行を主人公にしたとされる逸話がある。

住の江の
岸による波
よるさへや
夢の通ひ路
人目よくらむ
藤原敏行朝臣

住の江の
岸による波
よるさへや
夢の通ひ路
人目よくらむ
藤原敏行朝臣

◉脳活文字レッスン

住の江の

住の江の

岸による波

岸による波

18番

住の江の　岸による波　よるさへや　夢の通ひ路　人目よくらむ

住の江の
岸による波
よるさへや
夢の通ひ路
人目よくらむ
藤原敏行朝臣

百人一首まめ知識

【住《すみ》の江《え》】現在の大阪市住吉区付近の海岸。

【よるさへや】夜までも～か。「や」は疑問の意味。

【夢の通ひ路《かよいじ》】夢の中で恋人に会いに行く道のこと。

【人目よくらむ】人目を避けているのだろうか。


藤原敏行が「しのぶ恋」を女性目線で詠んだ歌です。

　平安時代、夢の中で会えるのは、相手が自分を強く思っているからだと信じられていました。夜、夢の中ですら会いに来てくれないのは、自分への気持ちが冷めてしまったからかもしれない、と不安に思う様子が感じられます。

　住の江は松の名所で、「待つ恋」を連想させる言葉。当時の恋は男性が女性のもとに通う形で進むため、待つことしかできない女性は、時につらい思いをしたことでしょう。

19

恋の歌

難波潟《なにわがた》　みじかき葦《あし》の　ふしの間《ま》も
あは《わ》でこの世《よ》を　過《す》ぐしてよとや

伊勢《いせ》（八七七頃〜九三八頃）

難波潟の入り江に茂っている葦の、短い節と節の間のような短い時間でさえお会いしたいのに、それも叶わずこの世を過ごしていけとおっしゃるのでしょうか。

古今和歌集時代の代表的歌人。伊勢守藤原継蔭《つぐかげ》の娘。宇多天皇の中宮温子《おんし》に仕えたが、温子の弟の仲平との恋に破局。その後宇多天皇の皇子を生み、伊勢御息所《みやすどころ》となる。

難波潟
みじかき葦の
ふしの間も
あはでこの世を
過ぐしてよとや
伊勢

難波潟
みじかき葦の
ふしの間も
あはでこの世を
過ぐしてよとや
伊勢

◉脳活文字レッスン

難波潟

難波潟

みじかき葦の

みじかき葦の

難波潟
みじかき葦の
ふしの間も
あはでこの世を
過ぐしてよとや
伊勢

19番

難波潟　みじかき葦の　ふしの間も　あはでこの世を　過ぐしてよとや

百人一首まめ知識

【あはで】会わないで。

【世】「世の中」「男女の仲」など複数の意味が含まれる。

【とや】～というのか？　相手に問い返したり、確認したりする意味を持つ。

難波潟は、現在の大阪湾の淀川河口付近を指します。かつては干潟が広がり、葦が生い茂る場所でした。葦は水辺に自生し、秋になるとススキに似た大きな穂をつける草です。その節と節の間は狭いと考えられており、「葦の節の間《ま》」は時間の短さの喩えによく使われました。

この歌でも、作者・伊勢は葦の節の間ほどのわずかな時間でさえ恋しい人に会えないことを嘆いています。下の句の「このままこの世を過ごせというのか？」という問いかけは、相手の心変わりを責める激しい感情すら窺えます。

20

恋の歌

わびぬれば　今《いま》はた同《おな》じ　難波《なにわ》なる
みをつくしても　逢《あ》は《わ》む《ん》とそ思《おも》ふ

元良親王《もとよししんのう》
（八九〇～九四三）

陽成天皇の第一皇子で風流好色として知られ、『大和物語』にも登場する。京極御息所《きょうごくのみやすんどころ》との不倫が広く噂になり、発覚した時に詠んだ歌とされている。

これほど思い悩んでしまったのだから、もう今は身を捨てたのと同じことです。難波の海に差してある澪標ではないが、この身を滅ぼしてもあなたに会いたいと思っています。

わびぬれば
今はた同じ
難波なる
みをつくしても
逢はむとそ思ふ
元良親王

わびぬれば
今はた同じ
難波なる
みをつくしても
逢はむとそ思ふ
元良親王

◉脳活文字レッスン

今はた同じ

今はた同じ

難波なる

難波なる

20番

わびぬれば　今はた同じ　難波なる　みをつくしても　逢はむとぞ思ふ

わびぬれば
今はた同じ
難波なる
みをつくしても
逢はむとそ思ふ
元良親王

百人一首まめ知識

【わびぬれば】 これほど思い悩んでいるので。「わび」は「わぶ（思い悩む）」の連用形。

【今はた同じ】 今はもう同じ（＝破滅したも同然）。

【みをつくし】 「澪標《みおつくし》」と「身を尽くし（身を滅ぼす）」の掛詞。澪標は、海の浅瀬に立てられる杭で船の目印となる。

元良親王が、恋仲にあった京極御息所に贈った歌です。二人はいわゆる不倫関係にありましたが、ある時そのことが宮中に知れ渡ってしまい、元良親王は謹慎処分を受けます。この歌はその際に詠まれたもので、「身を滅ぼしても会いに行きたい」と激しい感情を吐露しています。

京極御息所は、当時の権力者・藤原時平の娘で、宇多上皇の后でした。元良親王はプレイボーイではありましたが、決して手を出してよい相手ではなかったのです。

21

恋の歌

今来《いまこ》むと　いひしばかりに　長月《ながつき》の
有明《ありあけ》の月《つき》を　待《ま》ち出《い》でつるかな

素性法師《そせいほうし》
（生没年不詳）

「今すぐに行きましょう」とあなたがおっしゃったので、（その言葉を信じて）9月の長い夜を待っていましたが、とうとう有明の月が出る頃を迎えてしまいました。

俗名・良岑玄利《よしみねのはるとし》。百人一首の12番に歌が残る僧正遍昭の子。三十六歌仙の一人。書道も得意とし、時代を代表する文化人として知られている。

今来むと
いひしばかりに
長月の
有明の月を
待ち出でつるかな
素性法師

今来むと
いひしばかりに
長月の
有明の月を
待ち出でつるかな
素性法師

◉脳活文字レッスン

今来むと
今来むと

長月の
長月の

21番

今来むと　いひしばかりに　長月の　有明の月を　待ち出でつるかな

今来むと
いひしばかりに
長月の
有明の月を
待ち出でつるかな

素性法師

百人一首まめ知識

【今来《こ》む《ん》と】すぐに行こうと。待つ側から見た言い方。

【長月】旧暦の9月。晩秋。

【有明《ありあけ》の月】夜が明けた後も空に残っている月。

【待ち出でつるかな】待っているうちに月が出てしまった。

女性のやるせない気持ちを詠んだ歌です。

有明の月は、通常なら夜に会いに来た男性に別れを告げる時間帯に見るものです。しかし、この歌では「すぐに会いに行く」と言った恋人は一向に現れず、一人で有明の月を見ることになります。秋(長月)の夜長に恋人を待ち続けるのは虚しいものです。

恋人を待っていた時間については解釈が分かれ、「ひと晩」とする説と「長月の間ずっと」とする説があります。いずれにしても、電話もメールもない時代にただただ待つのはつらいことです。

22

秋の歌

吹《ふ》くからに　秋《あき》の草木《くさき》の　しを《お》るれば
むべ山風《やまかぜ》を　あらしといふ《う》らむ《ん》

文屋康秀《ふんやのやすひで》
（生没年不詳）

9世紀頃の平安初期の歌人で、別称・文琳。六歌仙の一人。三河掾になって三河国（現在の愛知県東部）に下る時に小野小町を任地へ誘った話が有名。

山風が吹きおろしてくると、たちまち秋の草や木が萎れてしまうので、きっと山風のことを「嵐」いうのだなぁ。

吹くからに
秋の草木の
しをるれば
むべ山風を
あらしといふらむ
文屋康秀

吹くからに
秋の草木の
しをるれば
むべ山風を
あらしといふらむ
文屋康秀

◉脳活文字レッスン

秋の草木の

秋の草木の

むべ山風を

むべ山風を

22番

吹くからに　秋の草木の　しをるれば　むべ山風を　あらしといふらむ

吹くからに
秋の草木の
しをるれば
むべ山風を
あらしといふらむ
文屋康秀

百人一首まめ知識

【吹くからに】 吹くとすぐに。

【しをるれば】 しおれてしまうので。

【むべ】 なるほど。肯定の意味。

【あらし】「嵐」と「荒らし」の掛詞。

山風が勢いを増し、草木をなぎ倒してしまう秋の光景を描きつつ、「嵐」という漢字の成り立ちに思いを巡らすという、少々とんちの効いた歌です。山風の「山」と「風」を合わせると「嵐」という字になり、吹くと草木がしおれてしまうから「荒らし」と言うのだと納得しています。

これは中国の六朝《りくちょう》時代後期に流行した「離合詩《りごうし》」に影響を受けたものだといわれています。離合詩とは、漢字の偏《へん》と旁《つくり》を切り離して句の中に詠み込んだりする漢詩の技法です。これが日本の和歌でも取り入れられ、言葉遊びが楽しまれるようになりました。

23

秋の歌

月《つき》見《み》れば　ちぢにものこそ　悲《かな》しけれ
わが身《み》ひとつの　秋《あき》にはあらねど

月を見ると、あれこれきりもなく物事が悲しく思われる。私一人のためだけに訪れた秋ではないのだけれど。

大江千里《おおえのちさと》
（生没年不詳）

9～10世紀初頭にかけて生きた人だといわれ、在原業平、行平の甥になる。漢学者であった父・大江音人《おとんど》の影響で漢詩の知識が豊富であった。

月見れば
ちぢにものこそ
悲しけれ
わが身ひとつの
秋にはあらねど
大江千里

月見れば
ちぢにものこそ
悲しけれ
わが身ひとつの
秋にはあらねど
大江千里

◉脳活文字レッスン

月見れば
月見れば

わが身ひとつの
わが身ひとつの

月見れば
ちぢにものこそ
悲しけれ
わが身ひとつの
秋にはあらねど
大江千里

百人一首まめ知識

【ちぢに】 千々に。数が多いこと。様々に。

【わが身ひとつの】 私一人のための。

【秋にはあらねど】 秋ではないのだけれど。

秋の夜、月を見上げて物思いにふけり、物悲しくなる様子が描かれた歌です。

中国の詩人・白居易《はくきょい》の漢詩をもとにしており、その内容は、愛する男性に先立たれ一人寂しく暮らす女性が、「秋《あき》来《き》たって只一人《ただひとり》のために長《なが》し（秋が訪れ、ただ私一人のためだけに長い）」と感傷に浸る、というもの。

大江千里の方は「私一人だけに訪れた秋ではないけれど」としていますが、逆説的に、自分だけに秋が訪れたように感じていることを示しています。「月」と「わが身」、「ちぢ」と「ひとつ」を対比させて孤独感を強調しつつ、趣きを感じさせる一首です。

24

旅の歌

このたびは　幣《ぬさ》も取《と》りあへ《え》ず　手向山《たむけやま》
紅葉《もみじ》のにしき　神《かみ》のまにまに

今度の旅は急のことで、道祖神に捧げる幣も用意することができませんでした。手向けの山の紅葉を捧げるので、どうか御心のままにお受け取りください。

菅家《かんけ》
（八四五～九〇三）

菅家は尊称で、学問の神様・菅原道真のこと。謀により九州・太宰府に流され、59歳で没する。現在は学問の神様として太宰府天満宮に祀られている。

このたびは
幣も取りあへず
手向山
紅葉のにしき
神のまにまに
菅家

このたびは
幣も取りあへず
手向山
紅葉のにしき
神のまにまに
菅家

◉脳活文字レッスン

手向山
手向山

神のまにまに
神のまにまに

このたびは
幣も取りあへず
手向山
紅葉のにしき
神のまにまに

菅家

24番

このたびは　幣も取りあへず　手向山　紅葉のにしき　神のまにまに

百人一首まめ知識

【このたび】「この度」と「この旅」の掛詞。

【取りあへず】準備する時間が十分になく。

【手向山《たむけやま》】道祖神のいる山。神に幣を手向ける（捧げる）山。

【神のまにまに】神の御心のままに。

菅家こと菅原道真《みちざね》が、宇多《うだ》上皇の御幸《ごこう》（外出）のお供をした時に詠んだ歌です。

当時、旅に出る時は「幣《ぬさ》」と呼ばれる色とりどりの紙や布を小さく切ったものを持参し、道中の道祖神に捧げて旅の安全を祈っていました。しかし、この時は幣を持ち合わせていなかったため、代わりに錦のような美しい紅葉を捧げよう、と思い立ちます。斬新な発想が光る一首です。

道真がいわれのない罪で太宰府に左遷される悲劇が起こったのは、この歌が詠まれた三年後のことです。

25

～恋の歌～

名《な》にしおは《わ》ば　逢坂山《おうさかやま》の　さねかずら
人《ひと》に知《し》られで　くるよしもがな

三条右大臣《さんじょうのうだいじん》（八七三～九三二）

内大臣・藤原高藤《たかふじ》の次男、藤原定方《さだかた》のこと。京の三条に邸宅を構えていたので、三条右大臣と呼ばれていた。

恋しい人に会える「逢坂山」、一緒にひと夜を過ごせる「小寝《さね》葛《かずら》」その名前の通り、逢坂山のさねかずらをたぐり寄せるように、誰にも知られずあなたと会える方法があればいいのに。

名にしおはば
逢坂山の
さねかずら
人に知られで
くるよしもがな
三条右大臣

名にしおはば
逢坂山の
さねかずら
人に知られで
くるよしもがな
三条右大臣

◉脳活文字レッスン

逢坂山の
逢坂山の

さねかずら
さねかずら

25番

名にしおはば　逢坂山の　さねかずら　人に知られで　くるよしもがな

名にしおはば
逢坂山の
さねかずら
人に知られで
くるよしもがな

三条右大臣

百人一首まめ知識

【名にしおはば】 その名を持つのなら。

【人に知られで】 他人に知られないで。

【くる】 「来る」と「繰《く》る（たぐり寄せる）」の掛詞。

【よしもがな】 方法があればいいのに。

「逢坂山《おうさかやま》」は「会う」を連想させ、「さねかずら」は「小《さ》寝《ね》（男女が一緒に寝る）」を連想させる言葉であるため、どちらも恋の歌によく詠まれました。上の句には、会いたくてしかたない気持ちが込められているのでしょう。

この歌は、さねかずらの枝を添えて女性に贈ったものだとされています。さねかずらは赤い実をつける、つる性の植物。そのつるをたぐり寄せるようにして、誰にも知られずに会えたらいいのに……という下の句は、人目をしのぶ恋を思わせます。

26

旅の歌

小倉山《おぐらやま》　峰《みね》のもみぢ葉《じよ》　心《こころ》あらば
今《いま》ひとたびの　みゆき待《ま》たなむ《ん》

貞信公《ていしんこう》
（八八〇～九四九）

貞信公とは藤原忠平の送り名。関白太政大臣であった藤原基経の四男で、兄・時平、仲平とともに「三平」と呼ばれる。従一位関白の座まで栄達し、藤原氏が栄える基礎を作った。

小倉山の峰の紅葉よ。お前に人間の情がわかる心があるのなら、もう一度天皇がおいでになる（行幸される）まで、散らずに待っていてくれないか。

小倉山
峰のもみぢ葉
心あらば
今ひとたびの
みゆき待たなむ
貞信公

小倉山
峰のもみぢ葉
心あらば
今ひとたびの
みゆき待たなむ
貞信公

◉脳活文字レッスン

小倉山
小倉山

心あらば
心あらば

小倉山
峰のもみぢ葉
心あらば
今ひとたびの
みゆき待たなむ
貞信公

26番

小倉山　峰のもみぢ葉　心あらば　今ひとたびの　みゆき待たなむ

百人一首まめ知識

【小倉山】京都市右京区嵯峨《さが》にある山。

【みゆき】天皇（ここでは醍醐天皇）が外出すること。

【待たなむ】待っていてほしい。「なむ」は他者に対する希望・願望の意味。

宇多《うだ》上皇が大堰川《おおいがわ》に出かけた際、そこから見える小倉山の紅葉の美しさに感動し、息子である醍醐天皇にもそれを見せたいと言いました。そこで、お供をしていた貞信公こと藤原忠平《ただひら》は、「天皇がここにいらっしゃるまで散らずに待っていてほしい」と歌で紅葉に呼びかけます。

「みゆき待たなむ」の「みゆき」は「行幸」と書き、天皇が外出をすることを意味します。一方、上皇が外出することは「御幸」と書きます。通常は行幸《ぎょうこう》・御幸《ごこう》と読んで区別しますが、訓読みではどちらも「みゆき」と読みます。

27

恋の歌

みかの原《はら》　わきて流《なが》るる　いづ《ず》み川《がわ》
いつみきとてか　恋《こい》しかるらむ《ん》

中《ちゅう》納《な》言《ごん》兼輔《かねすけ》（八七七～九三三）

みかの原から湧き出て、原を二分するようにして流れるいづみ川よ、いつ会ったといって、こんなに恋しいのだろうか。（一度も会ったことがないのに）

藤原兼輔《ふじわらのかねすけ》。紫式部の曽祖父で、三十六歌仙の一人。『源氏物語』には兼輔の歌が多く引用されている。10世紀頃の中心的な歌人。

みかの原
わきて流るる
いづみ川
いつみきとてか
恋しかるらむ
中納言兼輔

みかの原
わきて流るる
いづみ川
いつみきとてか
恋しかるらむ
中納言兼輔

◉脳活文字レッスン

みかの原
みかの原

恋しかるらむ
恋しかるらむ

27番

みかの原　わきて流るる　いづみ川　いつみきとてか　恋しかるらむ

みかの原
わきて流るる
いづみ川
いつみきとてか
恋しかるらむ
中納言兼輔

百人一首まめ知識

【みかの原】　いづみ川（現在の木津川）の北部一帯。

【いつみきとてか】　いつ会ったというのか。

当時、女性が人前に出ることは珍しく、男女が顔を合わせることはほとんどありませんでした。そのため、噂を聞いたり覗き見（垣間見《かいまみ》）をしたりして、意中の人を見つけるのが常でした。思いを伝える手段は和歌であり、まず男性から女性に贈り、何度かやりとりをした後、ようやく会うことができました。

この歌も、まだ見ぬ女性を恋慕う歌です。歌の中の「わきて」は、「分きて」と「湧きて」の掛詞。みかの原を「分ける」ように流れるいづみ川は、隔たりのある二人の関係を思わせます。同時に、みかの原から「湧き出る」ように水が流れるさまは、相手への溢れ出る思いをイメージさせます。

28

冬の歌

山里《やまざと》は　冬《ふゆ》ぞさびしさ　まさりける
人《ひと》めも草《くさ》も　かれぬと思《おも》えば

源《みなもとの》　宗于《むねゆき》朝臣《あそん》
（生年不詳～九三九頃）

山里はいつの季節でも寂しいが、冬はとりわけ寂しく感じられる。尋ねてくれる人も途絶え、草木も枯れてしまうのだと思うと。

光孝天皇の孫。８９４年に臣籍に下って源姓を賜る。三十六歌仙の一人。紀貫之などと交流があったが、出世に恵まれなかった。

山里は
冬ぞさびしさ
まさりける
人めも草も
かれぬと思えば
源宗于朝臣

山里は
冬ぞさびしさ
まさりける
人めも草も
かれぬと思えば
源宗于朝臣

◉脳活文字レッスン

山里は

山里は

人めも草も

人めも草も

28番

山里は　冬ぞさびしさ　まさりける　人めも草も　かれぬと思えば

山里は
冬ぞさびしさ
まさりける
人めも草も
かれぬと思えば
源宗于朝臣

百人一首まめ知識

【冬ぞ】冬は特に。「ぞ」は強調の意味。
【人め】人。
【かれぬ】草が「枯れぬ」と人が「離《か》れぬ」の掛詞。

山里の冬の寂しさを詠んだ歌です。当時、都の喧騒を離れて静かな山里で暮らすことに憧れを抱く貴族は少なくなく、別荘も多く建てられました。しかし、もともと人の往来が少ない山里は、冬になるといっそう人が訪れなくなります。心を潤してくれる草木も枯れ、荒涼たる風景が広がるばかり……。侘しさを抱えながら、孤独に佇む人が目に浮かぶような一首です。

作者・源宗于朝臣は、歌人としては評価されましたが、官位には恵まれず、『大和物語』には自身の不遇を嘆くエピソードがいくつか収められています。この歌には、そんな宗于の心情も投影されているのかもしれません。

29

秋の歌

心《こころ》あてに　折《お》らばや折《お》らむ　初霜《はつしも》の
おきまどは《わ》せる　白菊《しらぎく》の花《はな》

凡　河内《おおしこうちの》躬恒《みつね》
（生没年不詳）

9～10世紀初頭にかけて生きた人物。下級役人でありながら歌才に優れ、紀貫之と並ぶ当時の代表的歌人として知られている。三十六歌仙の一人で、『古今和歌集』の撰者。

無造作に折ろうとすれば、果たして折れるだろうか。一面に降りた初霜の白さに、どれが霜か白菊の花か見分けもつかないほどなのに。

心あてに
折らばや折らむ
初霜の
おきまどはせる
白菊の花
凡河内躬恒

心あてに
折らばや折らむ
初霜の
おきまどはせる
白菊の花
凡河内躬恒

◉脳活文字レッスン

初霜の

初霜の

白菊の花

白菊の花

29番

心あてに　折らばや折らむ　初霜の　おきまどはせる　白菊の花

心あてに
折らばや折らむ
初霜の
おきまどはせる
白菊の花
凡河内躬恒

百人一首まめ知識

【心あてに】当てずっぽうに。「心を込めて」と訳されることもある。

【折らばや折らむ】折るなら折ってみようか。

【初霜】その年の初めての霜。

【おきまどはせる】霜が降りたため、どれが白菊かわからなくなっている様子。「おき」は霜が「降りる」の意味。

初霜が降りた朝、霜と白菊の見分けがつかなくなるほど真っ白に染まった庭を目にして、「当てずっぽうで白菊を折ってみようか」と思い立つ、という歌です。

霜で白菊が見分けられないというのは現実的には考えられないことです。しかし、空気の冷え込む朝、起き抜けに庭に初霜が降りているのを目にしたら、その瞬間、美しい光景にハッと目が覚める思いがするはずです。そんな新鮮な感動を覚える一首です。

30

恋の歌

有明《ありあけ》の　つれなく見《み》えし　別《わか》れより
暁《あかつき》ばかり　うきものはなし

壬生忠岑《みぶのただみね》
（生没年不詳）

9世紀後半から10世紀前半頃の人で、『古今和歌集』の撰者の一人。また、三十六歌仙の一人。百人一首41番の作者、壬生忠見《みぶのただみ》の父親。

つれないあなたと別れたあの時も、有明の月が残っていましたが、あなたと別れてからというもの、今でも有明の月がかかる夜明けほどつらいものはありません。

有明の
つれなく見えし
別れより
暁ばかり
うきものはなし
壬生忠岑

有明の
つれなく見えし
別れより
暁ばかり
うきものはなし
壬生忠岑

◉脳活文字レッスン

有明の

有明の

暁ばかり

暁ばかり

30番

有明の　つれなく見えし　別れより　暁ばかり　うきものはなし

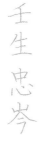

有明の
つれなく見えし
別れより
暁ばかり
うきものはなし
壬生忠岑

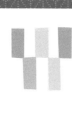

百人一首まめ知識

【有明《ありあけ》】夜明け前。ここでは「有明の月（夜が明けた後も空に残っている月）」の意味。

【暁《あかつき》】夜明け前のまだ空が暗い時間帯。

【うきもの】つらいもの。

恋人に冷たく突き放されて別れた日には、空に浮かぶ月も冷淡に見えてしまう。それ以降、恋人と別れた時間帯をこのうえなくつらく感じる……という失恋の歌です。

当時、男性が女性のもとに通うのは日が暮れてから。そして帰るのは夜明け前（＝暁）でした。「つれなく」見えたのは、月なのか女性なのか解釈が分かれますが、両方と捉えるのが一般的です。

一方、百人一首の撰者である藤原定家《ていか》は、「つれない」のは月だけであり、この歌は恋人と愛し合った後の離れがたい気持ちを詠んだものだと解釈していたようです。

31

冬の歌

朝《あさ》ぼらけ　有明《ありあけ》の月《つき》と　見《み》るまでに
吉野《よしの》の里《さと》に　ふれる白雪《しらゆき》

坂上是則《さかのうえのこれのり》
（生年不詳～九三〇）

征夷大将軍・坂上田村麻呂《さかのうえのたむらまろ》の子孫という説がある。大和権少掾《やまとのごんのしょうじょう》などを経て、従五位下・加賀介になる。三十六歌仙の一人。

明け方、空がほのかに明るくなってきた頃、有明の月かと思うほど明るく、白々とした雪が吉野の里に降り積もっているではないか。

朝ぼらけ
有明の月と
見るまでに
吉野の里に
ふれる白雪
坂上是則

朝ぼらけ
有明の月と
見るまでに
吉野の里に
ふれる白雪
坂上是則

◉脳活文字レッスン

朝ぼらけ
朝ぼらけ

吉野の里に
吉野の里に

31番

朝ぼらけ　有明の月と　見るまでに　吉野の里に　ふれる白雪

朝ぼらけ
有明の月と
見るまでに
吉野の里に
ふれる白雪
坂上是則

百人一首まめ知識

【朝ぼらけ】夜明け前、あたりがほのかに明るくなる頃。
【有明《ありあけ》の月】夜が明けた後も空に残っている月。
【見るまでに】思うほどに。「見る」はここでは「思う、判断する」の意味。「まで」は程度を表す。

明け方、目を覚ますと外が明るく感じられ、月のせいかと思ったら、降り積もった雪が白く輝いていた、という感動を詠んだ歌です。雪を月の光と見なす「見立て」の技法を用いて、真っ白な雪景色を幻想的に表現しています。

この歌は、坂上是則が大和国（現在の奈良県）に赴任していた際に詠んだものです。吉野は自然が豊かな土地で、古代より多くの天皇が訪れました。日本有数の桜の名所であるほか、秋は鮮やかな紅葉が見られ、冬は荘厳な雪景色が楽しめます。和歌にも度々詠まれた風情ある場所です。

32

秋の歌

山川《やまかわ》に　風《かぜ》のかけたる　しがらみは
流《なが》れもあへ《え》ぬ　もみぢ《じ》なりけり

春道列樹《はるみちのつらき》
（生年不詳～九二〇）

詠み手についての詳しい経歴は不明。大学寮で文章道を学ぶ文章生であった。920年に壱岐守《いきのかみ》に任命されるが、赴任する前に死去。

山の中を流れる川に、風が掛けた流れ止めの柵《しがらみ》がある。それは、流れきれないでいる紅葉の集まりではないか。

山川に
風のかけたる
しがらみは
流れもあへぬ
もみぢなりけり

春道列樹

山川に
風のかけたる
しがらみは
流れもあへぬ
もみぢなりけり

春道列樹

◉脳活文字レッスン

風のかけたる

風のかけたる

流れもあへぬ

流れもあへぬ

32番

山川に
風のかけたる
しがらみは
流れもあへぬ
もみぢなりけり

春道列樹

山川に　風のかけたる　しがらみは　流れもあへぬ　もみぢなりけり

百人一首まめ知識

【山川《やまかわ》】山の中を流れる川。

【流れもあへぬ】流れきれない。「あへぬ」は「〜しきれない」の意味。

【けり】詠嘆の意味。それまで気づかずにいたことに初めて気づいた気持ちを表す。

京都から滋賀に向かう山道で見た光景を詠んだ歌です。風に吹かれて川に流された紅葉が所々に集まり、水の流れを堰き止めている様子を見て、「まるで風がしがらみ（柵）をかけているようだ」と風を擬人化して表現しています。

「しがらみ」とは、川の流れを堰き止めるための柵のこと。川の中に杭を打ち、竹や木の枝を横に張ったもので、急な流れで川岸が削れないように保護する役割を担っていました。現代でよく使われる「物事を堰き止めるもの、まとわりつくもの、邪魔をするもの」といった意味は、これが転じたものです。

33

春の歌

ひさかたの　光《ひかり》のどけき　春《はる》の日《ひ》に
しづ心《ずごころ》なく　花《はな》の散《ち》るらむ《ん》

紀友則《きのとものり》（生年不詳〜九〇五頃）

百人一首にも歌がある紀貫之のいとこにあたる人物。40歳くらいまで無官だったが、その後土佐掾、大内記に昇進。『古今和歌集』の撰者で、三十六歌仙の一人。

こんなにも日の光が降りそそいでいるのどかな春の日であるのに、どうして落ち着いた心もなく、桜の花は散っていくのだろうか。

ひさかたの
光のどけき
春の日に
しづ心なく
花の散るらむ
紀友則

ひさかたの
光のどけき
春の日に
しづ心なく
花の散るらむ
紀友則

◉脳活文字レッスン

光のどけき
光のどけき

花の散るらむ
花の散るらむ

33番

ひさかたの　光のどけき　春の日に　しづ心なく　花の散るらむ

ひさかたの
光のどけき
春の日に
しづ心なく
花の散るらむ

紀友則

百人一首まめ知識

【ひさかたの】天、空、月、日、光などにかかる枕詞。

【のどけき】のどかな。

【しづ心《ごころ》】「静心」と書く。静かな心。落ち着いた気持ち。

【らむ】どうして〜だろう。

咲いたと思ったら、あっという間に散ってしまう桜を惜しんで詠んだ歌です。作者は桜を擬人化し、「どうしてそんなにせわしなく散ってしまうのだろう」と疑問を抱いています。一方で、はらはらと舞う桜の花びらの美しさに心を奪われ、見入っている様子も感じさせます。のどかな春の日の光と、せわしなく散る桜の対比が、はかなくも爽やかな光景を描き出しています。

この歌は「ひさかたの光のどけき春の日に」と、はの行の音をくり返し、心地よいリズムを作り出しているところも特徴の一つ。思わず口ずさみたくなる一首です。

34

雑の歌

誰《たれ》をかも　知《し》る人《ひと》にせむ　高砂《たかさご》の
松《まつ》もむかしの　友《とも》ならなくに

藤原興風《ふじわらのおきかぜ》
（生没年不詳）

（友人は次々と亡くなってしまったが）これから誰を友とすればいいのだろう。長寿である高砂の松でさえ、昔からの友ではないのだから。

藤原道成の子。下総権大掾《しもうさのごんだいじょう》になり、従五位下の位を授けられる。三十六歌仙の一人で、勅撰和歌集に38首が入集しているほか、家集として『興風集』がある。

誰をかも
知る人にせむ
高砂の
松もむかしの
友ならなくに

藤原興風

誰をかも
知る人にせむ
高砂の
松もむかしの
友ならなくに

藤原興風

◉脳活文字レッスン

誰をかも

誰をかも

友ならなくに

友ならなくに

34番

誰をかも　知る人にせむ　高砂の　松もむかしの　友ならなくに

誰をかも
知る人にせむ
高砂の
松もむかしの
友ならなくに
藤原興風

百人一首まめ知識

【誰《たれ》をかも】　誰をまあ～しようか。「か」は疑問、「も」は詠嘆の意味。

【知る人】　友人。

【友ならなくに】（昔からの）友人ではないのだから。

長く生きたがゆえ、友人たちは皆すでにこの世を去ってしまい、まるで自分だけが取り残されているような気持ちになる……そんな孤独な心情を詠んだ歌です。

高砂の松は、現在の兵庫県高砂市にあり、長生きの松として知られていました。自分と同じように長寿の松に心を寄せても、決して孤独は癒されないと嘆いています。人生は気のおけない友人がいてこそ、楽しいものなのです。

作者・藤原興風が何歳まで生きたのかは明らかではありません。しかし、当時の平均寿命は今よりも随分短く、40歳から長寿を祝う習わしがあったようです。

35

春の歌

人《ひと》はいさ　心《こころ》も知《し》らず　ふるさとは
花《はな》ぞむかしの　香《か》ににほ《お》ひ《い》ける

さて、あなたはどうでしょうね。他人の心はわからないけれど、昔なじみのこの里では、梅の花だけがかつてと同じいい香りをただよわせていますよ。（あなたの心も昔のままですよね）。

紀貫之《きのつらゆき》（生年不詳～九四五頃）

平安時代を代表する歌人で、『古今和歌集』の中心的な撰者であり、三十六歌仙の一人。『古今和歌集』の歌論として有名なひらがなの序文『仮名序』と、『土佐日記』の作者。

人はいさ
心も知らず
ふるさとは
花ぞむかしの
香ににほひける

紀貫之

人はいさ
心も知らず
ふるさとは
花ぞむかしの
香ににほひける

紀貫之

◉脳活文字レッスン

人はいさ

人はいさ

香ににほひける

香ににほひける

35番

人はいさ　心も知らず　ふるさとは　花ぞむかしの　香ににほひける

人はいさ
心も知らず
ふるさとは
花ぞむかしの
香ににほひける

紀貫之

百人一首まめ知識

【人】 ここでは「あなた（宿の女主人）」を指す。

【いさ】 下に打ち消し語を伴い、「さあ、どうだろうか（〜ない）」の意味。

【ふるさと】 古くから慣れ親しんだ場所。

【花】 ここでは梅の花のこと。

紀貫之が久しぶりに大和国（奈良県）の長谷寺《はせでら》に参詣した時に詠んだ歌です。なじみの宿の女主人から、しばらく顔を見せなかったことを皮肉混じりにいわれた貫之は、近くに咲いた梅の枝を添えて、この歌を返しました。変わりやすい「人の心」と変わらない「梅の花」を対比させながら、皮肉を見事に切り返しています。

「にほひける」の「にほひ」は、視覚的な美しさや華やかさを含んだ言葉。時代が下るにつれ嗅覚的な「香り」だけを指すようになりました。

36

夏の歌

夏《なつ》の夜《よ》は　まだよひながら　明《あ》けぬるを
雲《くも》のいづ《ず》こに　月《つき》やどるらむ《ん》

清原深養父《きよはらのふかやぶ》
（生没年不詳）

百人一首の42番に歌がある清原元輔の祖父で、同じく62番に歌があり『枕草子』の作者でもある清少納言の曽祖父にあたる人物。

夏の夜は（とても短いので）まだ宵の口だと思っていたら、もう明けてしまった。月も（西の山かげに隠れる暇もなくて）いったい雲のどこのあたりに宿をとっているのだろうか。

夏の夜は
まだよひながら
明けぬるを
雲のいづこに
月やどるらむ
清原深養父

夏の夜は
まだよひながら
明けぬるを
雲のいづこに
月やどるらむ
清原深養父

◉脳活文字レッスン

夏の夜は

夏の夜は

雲のいづこに

雲の□づ□に

36番

夏の夜は　まだよひながら　明けぬるを　雲のいづこに　月やどるらむ

夏の夜は
まだよひながら
明けぬるを
雲のいづこに
月やどるらむ
清原深養父

百人一首まめ知識

【よひ】宵の口。夜になって間もない頃。
【明けぬるを】明けてしまったけれど。
【月やどるらむ】月が宿っているのだろう。「らむ」は推量を表す。

夜になったばかりだと思ったら、もう夜明けが来てしまった、という夏の夜の短さを詠んだ一首です。下の句の「雲のいづこに月やどるらむ」は月を擬人化した手法。あまりに夜が短いので、月も沈み損ねて雲のどこかに隠れているのだろう、とユーモラスに表現しています。

詞書(和歌の前書き)には「月のおもしろかりける夜、あかつきがたによめる」とあります。つまり、月が美しかった夜、明け方近くに詠んだ歌ということ。歌から漂う雰囲気からして、きっと楽しい夜を過ごしたことでしょう。

37
秋の歌

白露《しらつゆ》に　風《かぜ》の吹《ふ》きしく　秋《あき》の野《の》は
つらぬきとめぬ　玉《たま》ぞ散《ち》りける

文屋朝康《ふんやのあさやす》
（生没年不詳）

白露に風がしきりに吹きつけている秋の野の様子は、まるで糸に通してとめていない家宝が、美しく散り乱れているようではないか。

百人一首の22番に歌がある文屋康秀の息子。駿河掾《するがのじょう》、大舎人大允《おおとねりのだいじょう》などの役職に就く。多くの歌会に参加したといわれている。

白露に
風の吹きしく
秋の野は
つらぬきとめぬ
玉ぞ散りける
文屋朝康

白露に
風の吹きしく
秋の野は
つらぬきとめぬ
玉ぞ散りける
文屋朝康

◉脳活文字レッスン

秋の野は
秋の野は

玉ぞ散りける
玉ぞ散りける

37番

白露に　風の吹きしく　秋の野は　つらぬきとめぬ　玉ぞ散りける

白露に
風の吹きしく
秋の野は
つらぬきとめぬ
玉ぞ散りける
文屋朝康

百人一首まめ知識

【白露】白く光る露。

【吹きしく】しきりに吹く。

【つらぬきとめぬ】糸を通して留めていない。

【玉《たま》】宝石。宝玉。

草に露が降り、キラキラと輝いている秋の朝。その露が風に吹き散らされるさまは、糸で留めていない宝石がパラパラと散らばっていくようだと、露を宝石に喩えて表現した歌です。寂しげな秋の野原の、はかなくも美しい光景が目に浮かびます。

ちなみに文屋朝康は、白露を玉に喩えた和歌をほかにも残しています。玉は宝石のことで、特に真珠を指すと考えられています。「白玉」「あわび玉」とも呼ばれていました。日本では古くから真珠が採れ、中国への朝貢品としていたほか、装飾品としても好まれていました。

38

恋の歌

忘《わす》らるる　身《み》をば思《おも》はず　誓《ちか》ひてし
人《ひと》の命《いのち》の　惜《お》しくもあるかな

右近《うこん》
（生没年不詳）

忘れ去られる私の身は何とも思わない。けれど、いつまでも愛すると神に誓ったあなたが、（神罰が下って）命を落とすことになるのが惜しまれてならないのです。

10世紀前半の人で、醍醐天皇の中宮穏子《おんし》に仕えた女房。「右近」はその女房名。『大和物語』には、藤原敦忠・師輔《もろすけ》・朝忠、源　順《みなもとのしたごう》などとの恋愛が描かれている。

忘らるる
身をば思はず
誓ひてし
人の命の
惜しくもあるかな
右近

忘らるる
身をば思はず
誓ひてし
人の命の
惜しくもあるかな
右近

◉脳活文字レッスン

誓ひてし

誓ひてし

惜しくもあるかな

惜しくもあるかな

38番

忘らるる　身をば思はず　誓ひてし　人の命の　惜しくもあるかな

忘らるる
身をば思はず
誓ひてし
人の命の
惜しくもあるかな

右近

百人一首まめ知識

【忘らるる】　忘れられる。
【身】　自分自身のこと。
【誓ひてし】（あなたのことを忘れないと）神に誓った。
【人の命】　あなたの命。
【惜しくもあるかな】　大変惜しく思われます。

当時は、神への誓いを破ると天罰が下ると信じられていた時代。それなのに愛を誓った恋人が自分を忘れてしまった……。そのため右近は、恋人が天罰によって命を落としてしまうことを案じています。しかし、「自分を忘れたことはかまわないけれど、あなたが命を落とすのが惜しい」というのは、健気なようでいて、憎しみを込めた捨て台詞のようにも聞こえます。自分を忘れてしまった恋人への未練や強い情念を感じさせる歌です。『大和物語』によると、この歌の相手は権中納言敦忠（43番）だと推測されています。

39

恋の歌

浅茅生《あさじう》の　を《お》ののしの原《はら》　しのぶれど
あまりてなどか　人《ひと》の恋《こい》しき

参議《さんぎ》等《ひとし》
（八八〇～九五一）

浅茅の生えた寂しくしのぶ野原のように、あなたへの思いをしのんではいますが、もう忍びきることは出来ません。どうしてこのようにあなたが恋しいのでしょうか。

嵯峨天皇のひ孫。近江権少掾《おうみのごんのしょうじょう》から左中弁、右大弁などを歴任し、９４７年に参議になった。

◉脳活文字レッスン

浅茅生の

浅茅生の

人の恋しき

人の恋しき

浅茅生の
をののしの原
しのぶれど
あまりてなどか
人の恋しき

参議等

浅茅生の
をののしの原
しのぶれど
あまりてなどか
人の恋しき

参議等

39番

浅茅生の　をののしの原　しのぶれど　あまりてなどか　人の恋しき

浅茅生の
をののしの原
しのぶれど
あまりてなどか
人の恋しき

参議等

百人一首まめ知識

【浅茅生の】「をの」にかかる枕詞。丈の低い茅が生えている場所。

【をの】　野原。

【しの原】篠竹（丈が低く細い竹）の生えている野原。

【あまりて】　しのびきれないで。

【などか】　どうしてなのか。

「浅茅生の　をののしの原」は、「しのぶ」という言葉を導くための序詞（前置きのようなもの）。ここで丈の低い茅や竹が生えている野原という寂しげな風景を描いています。続く「しのぶれど」からは、抑えきれず溢れんばかりの恋心を吐露しています。『新古今和歌集』にある「浅茅生の　小野の篠原　しのぶとも人しるらめや　いふ人なしに（私が思いを忍ばせても、あの人は知っているだろうか。いや、知らないだろう。伝える人もいないのに）」を下敷きにした歌です。

40

恋の歌

しのぶれど　色《いろ》に出《い》でにけり　わが恋《こい》は
ものや思《おも》ふと　人《ひと》の問《と》ふまで

恋しい思いを心に隠していたけれど、とうとう隠し切れずに顔色に表れてしまった。何か物思いにふけているのではと、人が尋ねるほどまでに。

平《たいらの》兼盛《かねもり》
（生年不詳～九九〇頃）

光孝天皇のひ孫・篤行王の三男で、臣籍に下って平氏を名乗り従五位上・駿河守となった。『後撰和歌集』の頃の代表的歌人。赤染衛門の父という説もある。三十六歌仙の一人。

しのぶれど
色に出でにけり
わが恋は
ものや思ふと
人の問ふまで
平兼盛

しのぶれど
色に出でにけり
わが恋は
ものや思ふと
人の問ふまで
平兼盛

◉**脳活文字レッスン**

しのぶれど

しのぶれど

色に出でにけり

色に出でにけり

しのぶれど　色に出でにけり　わが恋は　ものや思ふと　人の問ふまで

しのぶれど
色に出でにけり
わが恋は
ものや思ふと
人の問ふまで

平兼盛

百人一首まめ知識

【色】 顔色や表情、態度。
【出でにけり】 出てしまった。
【ものや思ふと】 物思いでもしているのかと。

まわりの人にも悟られてしまうほど恋心が抑えきれないことを詠んだ歌です。つい顔に出てしまうというのは、誰しも頷けるところがあるのではないでしょうか。

この歌は、村上天皇が開いた歌合《うたあわせ》の席で「しのぶ恋」をテーマに詠まれました。歌合とは、歌人を左右のチームに分け、同じテーマで歌を詠んで優劣を競うもの。この時は、壬生忠見《みぶのただみ》が詠んだ41番の歌との勝負でした。しかし、どちらも素晴らしい出来で甲乙つけがたく、判定を任されていた藤原実頼は困ってしまったそうです。そこで天皇の様子を窺ったところ「しのぶれど」と呟いたため、この歌の勝利となりました。

41

恋の歌

恋《こい》すてふ《ちょう》　わが名《な》はまだき　立《た》ちにけり
人《ひと》知《し》れずこそ　思《おも》ひそめしか

壬生忠見《みぶのただみ》（生没年不詳）

百人一首の30番目に歌が残る壬生忠岑《みぶのただみね》の子で、平安時代に栄華を誇った村上天皇の時代に活躍した歌人。父と同じく三十六歌仙の一人。

「恋している」という私の噂がもう立ってしまった。誰にも知られないように、心のなかでひそかに思いはじめたばかりなのに。

恋すてふ
わが名はまだき
立ちにけり
人知れずこそ
思ひそめしか
壬生忠見

恋すてふ
わが名はまだき
立ちにけり
人知れずこそ
思ひそめしか
壬生忠見

◉脳活文字レッスン

恋すてふ

恋すてふ

人知れずこそ

人知れずこそ

41番

恋すてふ
わが名はまだき
立ちにけり
人知れずこそ
思ひそめしか

壬生忠見

恋すてふ　わが名はまだき　立ちにけり　人知れずこそ　思ひそめしか

百人一首まめ知識

【てふ】～という。
【わが名】自分の噂や評判。
【まだき】早くも。
【人知れずこそ】誰にも知られないように。
【思ひそめしか】思いはじめたばかりなのに。

村上天皇が開いた歌合《うたあわせ》の席で「しのぶ恋」をテーマに詠んだ歌で、平兼盛の歌（40番）と競い合ったことで知られています。相手を思い始めたばかりなのに、早くも恋心が噂になっていることを戸惑う歌で、純粋で初々しい心模様が感じられます。

当時、歌合は一大イベントであり、地方の役人だった壬生忠見は、はるばる都まで出向いて参加。しかし、この歌で平兼盛に敗れてしまいます。その後、ショックのあまり食事がのどを通らなくなり、亡くなってしまったという逸話が残っています。

42

恋の歌

契《ちぎ》りきな　かたみに袖《そで》を　しぼりつつ
末《すえ》の松山《まつやま》　波《なみ》こさじとは

清原元輔《きよはらのもとすけ》
（九〇八～九九〇）

あなたと約束したのに。お互いに涙で濡れた袖をしぼりながら、末の松山を波が越えることのないように、決して心変わりすることはあるまいと。

清少納言の父にあたる人物。平安中期に活躍した大歌人「梨壺の五人」の一人として『後撰和歌集』の編纂を行う。三十六歌仙の一人。

契りきな
かたみに袖を
しぼりつつ
末の松山
波こさじとは
清原元輔

契りきな
かたみに袖を
しぼりつつ
末の松山
波こさじとは
清原元輔

◉脳活文字レッスン

契りきな
契りきな

末の松山
末の松山

42番

契りきな　かたみに袖を　しぼりつつ　末の松山　波こさじとは

契りきな
かたみに袖を
しぼりつつ
末の松山
波こさじとは
清原元輔

百人一首まめ知識

【契《ちぎ》りきな】約束しましたよね。
【かたみに】互いに。
【袖をしぼり】泣き濡れる。

永遠の愛を誓い合った女性の心変わりを悲しむ歌です。「契りきな」の歌い出しからは、「約束したのに！」と相手を責める気持ちが滲み出ています。とはいえ、この歌は清原元輔自身の気持ちを詠んだものではなく、友人に頼まれて作ったもの。当時、和歌の代作は当たり前のように行われていました。

「末の松山」とは、宮城県多賀城市にある松の生えた景勝地のこと。どんな大波も打ち寄せることがないという言い伝えがあり、「末の松山を波が越える」のは、あり得ないことの喩えでした。この歌では「心変わりするなど、末の松山を波が越すほどあり得ないと約束しましたよね」といった意味になります。

43

恋の歌

逢《あ》ひみての　後《のち》の心《こころ》に　くらぶれば
昔《むかし》はものを　思《おも》はざりけり

権中納言《ごんちゅうなごん》敦忠《あつただ》
（九〇六～九四三）

恋しい人とついに逢瀬を遂げてみた後の恋しい気持ちに比べたら、昔の思いなど、ないに等しいほどのものだったのだなあ。

母は在原業平の孫で、『大和物語』から恋多き人物だということがわかる。三十六歌仙の一人でありながら琵琶の名手でもあった。

逢ひみての
後の心に
くらぶれば
昔はものを
思はざりけり

権中納言敦忠

◉脳活文字レッスン

後の心に

昔はものを

43番

逢ひみての　後の心に　くらぶれば　昔はものを　思はざりけり

逢ひみての
後の心に
くらぶれば
昔はものを
思はざりけり

権中納言敦忠

百人一首まめ知識

【逢ひ見る】 男女が一夜を共に過ごすこと。

【昔】 相手と初めて会い、結ばれる前。

【ものを思はざりけり】（恋の）物思いなどなかったようなものだ。

恋人と一夜を過ごした翌朝を「後朝《きぬぎぬ》」といいます。夜、女性のもとに通った男性は、朝には帰宅しなくてはなりません。そして家に戻った後、男性から女性に「後朝の歌」を贈るのが礼儀でした。

この歌も後朝の歌であり、これまで何度も和歌や手紙のやりとりをした相手と、ようやく結ばれた後の気持ちを詠んでいます。両思いになると、幸せで満たされると同時に、それまでにはない切なさや不安も抱えることになります。思いが通じ合った今となっては、片思いをしていた頃の苦しみなどたいしたものではなかったと回想しています。

44

恋の歌

逢ふ《あう》ことの　絶《た》えてしなくは　なかなかに
人《ひと》をも身《み》をも　うらみざらまし

中納言朝忠《ちゅうなごんあさただ》
（九一〇〜九六六頃）

三十六歌仙の一人で、笙《しょう》の名手だったといわれている。恋愛経験が豊かで、百人一首の38番に登場する右近も恋人の一人だった。

会うことが期待できないならば、もうあきらめてしまって、そうすればかえって、あなたのつれなさも自分の不運さも、恨むことがないだろうに。

逢ふことの
絶えてしなくは
なかなかに
人をも身をも
うらみざらまし
中納言朝忠

逢ふことの
絶えてしなくは
なかなかに
人をも身をも
うらみざらまし
中納言朝忠

◉脳活文字レッスン

絶えてしなくは

絶えてしなくは

人をも身をも

人をも身をも

44番

逢ふことの　絶えてしなくは　なかなかに　人をも身をも　うらみざらまし

逢ふことの
絶えてしなくは
なかなかに
人をも身をも
うらみざらまし
中納言朝忠

百人一首まめ知識

【絶えてしなくは】 全くないとしたら。「絶えて」は下に打ち消し語を伴い「全く(〜ない)」の意味。

【なかなかに】 かえって。

【人をも身をも】 相手も私自身も。

40番、41番の歌と同じく、村上天皇が開いた歌合《うたあわせ》の席で詠まれた歌です。「結ばれる前の恋」というテーマで詠んだとされていますが、百人一首の撰者である藤原定家は「一度結ばれた後、会えなくなった恋」として解釈しています。

この歌は、相手と結ばれていなければ、こんな思いをしなかったのに……という苦しい胸の内を詠んだもの。一度は結ばれたからこそ、かえって相手のつれない態度や情けない自分に思い悩んでしまうのが、恋の常なのでしょう。

45

恋の歌

あは《わ》れとも　いふ《う》べき人《ひと》は　思《おも》ほ《お》えで
身《み》のいたづ《ず》らに　なりぬべきかな

謙徳公《けんとくこう》
（九二四～九七二）

建徳公は送り名で、本名は藤原伊尹《ふじわらのこれただ》。晩年は摂政・太政大臣にまで昇進した。自邸が一条にあったので「一条摂政」と呼ばれていた。

たとえ恋焦がれて死んだとしても、私のことを哀れだと言ってくれそうな人は、ほかには誰も思い浮かばないまま、きっと私はむなしく死んでいくのだろうな。

あはれとも
いふべき人は
思ほえで
身のいたづらに
なりぬべきかな
謙徳公

あはれとも
いふべき人は
思ほえで
身のいたづらに
なりぬべきかな
謙徳公

◉脳活文字レッスン

あはれとも
あはれとも

身のいたづらに
身のいたづらに

45番

あはれとも　いふべき人は　思ほえで　身のいたづらに　なりぬべきかな

あはれとも
いふべき人は
思ほえで
身のいたづらに
なりぬべきかな

謙徳公

百人一首まめ知識

【あはれ】 かわいそう。

【いふべき人は】 言ってくれそうな人は。

【思ほえで】 思い浮かばず。「思ほふ」は「自然に思われる」の意味。

【身のいたづらに】 死ぬこと。「いたづらに」は「虚しく、無駄に」の意味。

恋人が次第につれなくなり、会ってもくれなくなった時に、相手に宛てて詠んだ歌です。「誰にも哀れまれず、私は死んでいくのだろう」と女々しく同情を誘っています。

謙徳公こと藤原伊尹《これただ》は、大貴族の家に生まれた才能豊かな貴公子。色好みで、多くの恋歌を残しました。『一条摂《いちじょうせっ》政御集《しょうぎょうしゅう》』という私家集の第一部では、伊尹自身を「倉《くら》橋豊蔭《はしのとよかげ》」という身分の低い役人になぞらえ、自身の恋歌を歌物語風にまとめています。

46

恋の歌

由良《ゆら》のとを　わたる舟人《ふなびと》　かぢ《じ》をたえ
ゆくへ《え》も知《し》らぬ　恋《こい》の道《みち》かな

曽祢好忠《そねのよしただ》
（生没年不詳）

由良の水路を漕いで渡る舟人がかじを失って困り果てるように、頼りとする人を失って行方がわからなくなる私の恋の道だ。

花山天皇時代の歌人で、丹後掾《たんごのじょう》だったため、「曽丹《そたん》」や「曽丹後《そたんご》」と呼ばれていた。歌の才能を高く評価されていたが、社会的には不遇だった。

由良のとを
わたる舟人
かぢをたえ
ゆくへも知らぬ
恋の道かな
曽祢好忠

由良のとを
わたる舟人
かぢをたえ
ゆくへも知らぬ
恋の道かな
曽祢好忠

◉脳活文字レッスン

由良のとを

由良のとを

わたる舟人

わたる舟人

46番

由良のとを　わたる舟人　かぢをたえ　ゆくへも知らぬ　恋の道かな

由良のとを
わたる舟人
かぢをたえ
ゆくへも知らぬ
恋の道かな

曽祢好忠

百人一首まめ知識

【と】「門」と書き、海峡を指す。両岸が迫り、水の流れの出入り口となる所。

【舟人】船頭。

【かぢをたえ】櫂や櫓などの舟を漕ぐ道具がなくなり。

【ゆくへ】行く末。将来。

「由良のと」は、京都を流れる由良川の河口の若狭湾に合流するあたりを指します（紀州と淡路島の間の紀淡海峡とする説もある）。川と海が出会う潮の流れが激しい地点で、船頭にとっては難所の一つです。

この歌の上の句では、船頭が櫂《かい》をなくし、舟が広い海を漂うしかない状況が描かれています。そして下の句では、その様子を恋の行く末がわからず途方に暮れる男性に重ねています。コントロールを失った舟に乗っているかのような、心もとない気持ちが伝わってきます。バッドエンドを予想していたのでしょうか。

47

秋の歌

八重《やえ》むぐら　しげれる宿《やど》の　さびしきに
人《ひと》こそ見《み》えね　秋《あき》は来《き》にけり

つる草が幾重にも重なって生い茂っている寂れた家に、訪れる人は誰もいないが、それでも秋はやってくるのだなあ。

恵慶法師《えぎょうほうし》（生没年不詳）

播磨《はりま》国（兵庫県）の国分寺の僧で、仏典の講義などを行っていた。河原院で著名歌人と一緒に歌を詠み合っていた。

八重むぐら
しげれる宿の
さびしきに
人こそ見えね
秋は来にけり
恵慶法師

八重むぐら
しげれる宿の
さびしきに
人こそ見えね
秋は来にけり
恵慶法師

◉脳活文字レッスン

八重むぐら

八重むぐら

秋は来にけり

秋は来にけり

47番

八重むぐら　しげれる宿の　さびしきに　人こそ見えね　秋は来にけり

八重むぐら
しげれる宿の
さびしきに
人こそ見えね
秋は来にけり

恵慶法師

百人一首まめ知識

【八重】　何重にも。
【むぐら】　野原や荒れた庭などに生える雑草の総称。
【宿】　家。ここでは河原院を指す。
【見えね】　見当たらないが。

歌に詠まれている「宿」とは、14番の歌を詠んだ河原左大臣（源融）の邸宅「河原院《かわらのいん》」のこと。広大な敷地を誇り、豪奢な庭園も設けられていましたが、融の死後、火災に見舞われるなどして荒廃の一途を辿りました。

雑草が生い茂り、かつての栄華は見る影もない邸に住んでいたのは、安法法師《あんぼう》（融のひ孫）。恵慶法師は、友人である安法法師を訪ねた際にこの歌を詠み、「荒れ果てた場所にも昔と変わらずに秋がやってくるのだなあ」と感慨に浸っています。秋の物寂しさも相まって、人の世のはかなさや侘しさが引き立っています。

48

恋の歌

風《かぜ》をいたみ　岩《いわ》うつ波《なみ》の　おのれのみ
砕《くだ》けてものを　思ふ《おもう》ころかな

源　重之《みなもとのしげゆき》
（生年不詳～一〇〇三頃）

風が激しく、岩は全く動じずに、岩にぶつかる波だけが砕け散るように、（あなただけ平気で）自分だけが、心も砕けるばかりに胸のうちで思いにふけるこの頃であるなあ。

清和天皇のひ孫で三十六歌仙の一人。冷泉天皇の時代に活躍し、天皇の東宮時代に帯刀先生《たちはきのせんじょう》、即位後は右近将監から相模権守《さがみごんのかみ》に出世した。

風をいたみ
岩うつ波の
おのれのみ
砕けてものを
思ふころかな
源重之

風をいたみ
岩うつ波の
おのれのみ
砕けてものを
思ふころかな
源重之

◉脳活文字レッスン

岩うつ波の
岩うつ波の

砕けてものを
砕けてものを

48番

風をいたみ
岩うつ波の
おのれのみ
砕けてものを
思ふころかな

源重之

風をいたみ　岩うつ波の　おのれのみ　砕けてものを　思ふころかな

百人一首まめ知識

【風をいたみ】風が激しいので。「〇〇を△△み」で「〇〇が△△なので」の意味。
【おのれのみ】自分だけ。

自身を波、相手を岩に喩え、報われない片思いを詠んだ歌です。いくら波が打ちつけようと、びくともしない岩は、いくら思いを伝えても頑なな女性のよう。自分の恋心だけが、波のように水しぶきを上げて砕け散ってしまうと嘆いています。

「砕けてものを 思ふころかな」は平安時代の慣用表現で、心が砕けるほど激しく恋をしていることを表しています。この歌では波が砕けることと掛けており、厳しい海の情景を描き出しながら印象的な一首に仕上げています。

源重之は冷泉《れいぜい》天皇が皇太子だった頃に百首歌《ひゃくしゅうた》（一人で百首の和歌を詠んだもの）を献上しており、その中にこの歌も収められています。

49

恋の歌

みかきもり　衛士《えじ》のたく火《ひ》の　夜《よる》はもえ
昼《ひる》は消《き》えつつ　ものをこそ思《おも》へ

内裏《だいり》の御垣守《みかきもり》である衛士のたく火のように、夜は恋の思いに燃えて、昼は心も消え入りそうになって、毎日のように思いわずらっていることだ。

大中臣能宣朝臣《おおなかとみのよしのぶあそん》
（九二一～九九一）

百人一首の61番目に歌がある伊勢大輔《いせのたいふ》の祖父。９５０年代に清原元輔、源順、紀時文《ときぶみ》、坂上望城《もちき》とともに「梨壺の五人」として活躍した。

みかきもり
衛士のたく火の
夜はもえ
昼は消えつつ
ものをこそ思へ
大中臣能宣朝臣

みかきもり
衛士のたく火の
夜はもえ
昼は消えつつ
ものをこそ思へ
大中臣能宣朝臣

◉脳活文字レッスン

衛士のたく火の

衛士のたく火の

昼は消えつつ

昼は消えつつ

みかきもり
衛士のたく火の
夜はもえ
昼は消えつつ
ものをこそ思へ
大中臣能宣朝臣

49番

みかきもり　衛士のたく火の　夜はもえ　昼は消えつつ　ものをこそ思へ

百人一首まめ知識

【みかきもり】御垣守《みかきもり》。宮中の諸門を警護する兵士。

【衛士《えじ》】宮中を警護するため地方から集められた兵士。

【つつ】反復・継続を表す。夜は燃え、昼は消えることがくり返されていること。

当時、「衛士《えじ》」と呼ばれる地方諸国から集められた大勢の兵士たちが、宮中の警護をしていました。まだ電気のない時代、夜はあたりが真っ暗になってしまうので、衛士はかがり火をたきました。そのかがり火に自身の恋心を重ねたのが、この歌です。

当時、男女が会えるのは夜のうちで、朝には男性は帰宅しなくてはなりません。恋人に会える夜は炎のように恋心が燃え上がり、会えない昼間は炎が消えるように身も心も沈み、思い悩んでしまうと詠っています。そんなふうにして一日中、相手を思っているという情熱的な歌です。

50

恋の歌

君《きみ》がため　惜《お》しからざりし　命《いのち》さへ《え》
ながくもがなと　思《おも》ひ《い》けるかな

藤原義孝《ふじわらのよしたか》
（九五四〜九七四）

45番目に歌がある謙徳公の三男で、18歳で正五位下・右少将になる。美男で人柄も良かったが、天然痘にかかり、わずか21歳の若さで死去した。

あなたのためなら、捨てても惜しくはないと思っていた命でさえ、逢瀬を遂げた今となっては、（あなたと会うために）できるだけ長く生きたいと思うようになりました。

君がため
惜しからざりし
命さへ
ながくもがなと
思ひけるかな
藤原義孝

君がため
惜しからざりし
命さへ
ながくもがなと
思ひけるかな
藤原義孝

◉脳活文字レッスン

君がため
君がため

命さへ
命さへ

50番

君がため　惜しからざりし　命さへ　ながくもがなと　思ひけるかな

君がため
惜しからざりし
命さへ
ながくもがなと
思ひけるかな
藤原義孝

百人一首まめ知識

【君がため】あなたのため（あなたに会うためなら）。

【ながくもがなと】長くあってほしいと。「もがな」は自らの願望を表す。

逢瀬の翌朝に女性に贈った「後朝《きぬぎぬ》の歌（43番参照）」です。恋焦がれていた女性に初めて会う前と会った後での心境の変化を詠んでいます。「あなたに会うためなら命も惜しくない」と思っていたのに、いざ会うと「一日でも長く一緒にいたいから、長く生きていたい」と思うようになったということで、一夜にして考え方がガラリと変わったことがわかります。

藤原義孝は容姿端麗でありながら色好みとは程遠く、誠実で真面目な人柄だったそうです。この歌からも素直でまっすぐな恋心が感じられます。しかし、長く生きたいという願いも虚しく、義孝は天逝していまいました。

51

恋の歌

かくとだに　えやは《わ》伊吹《いぶき》の　さしも草《ぐさ》
さしも知《し》らじな　燃《も》ゆる思《おも》ひ《い》を

藤原《ふじわらの》実方《さねかた》朝臣《あそん》
（生年不詳～九九八）

貞信公・忠平のひ孫で、花山天皇・一条天皇に仕えて従四位上・左中将に出世した。宮廷では花形で、清少納言との親密な関係にあったと噂されている。

「こんなにあなたを慕っている」とだけでも言うことができないので、伊吹山のさしも草ではないけれど、これほど燃えている私の思いを、あなたは知らないでしょうね。

かくとだに
えやは伊吹の
さしも草
さしも知らじな
燃ゆる思ひを
藤原実方朝臣

かくとだに
えやは伊吹の
さしも草
さしも知らじな
燃ゆる思ひを
藤原実方朝臣

◉脳活文字レッスン

えやは伊吹の
えやは伊吹の

燃ゆる思ひを
燃ゆる思ひを

51番

かくとだに　えやは伊吹の　さしも草　さしも知らじな　燃ゆる思ひを

かくとだに
えやは伊吹の
さしも草
さしも知らじな
燃ゆる思ひを
藤原実方朝臣

百人一首まめ知識

【かくとだに】このように（あなたを慕っていること）さえ。
【えやは】とても〜できない。
【伊吹《いぶき》】伊吹山。さしも草の産地。「言ふ」と掛けている。
【さしも草】ヨモギ。お灸に使うも草の原料。
【さしも知らじな】これほどまでとはご存じないでしょう。

好きな人に思いを打ち明ける告白の歌で、和歌のテクニックが詰め込まれています。「伊吹《いぶき》」は掛詞で、「えやはいふ（言うことができない）」と「伊吹（山）のさしも草」の二つの意味があります。そして、「さしも草　さしも知らじな」と同じ言葉をくり返して下の句へ。下の句では「燃ゆる思ひ」の「ひ」を「火」に掛け、「さしも草、燃ゆる、火」が縁語（意味上密接に関連する言葉）となっています。あまりの技巧の複雑さに、評価は賛否両論だったとか。

52

恋の歌

明《あ》けぬれば　暮《く》るるものとは　知《し》りながら
なほ《お》恨《うら》めしき　朝《あさ》ぼらけかな

藤原道信《ふじわらのみちのぶ》朝臣《あそん》（九七二〜九九四）

夜が明けてしまうと、また日が暮れて夜になる。（そして、あなたに会える）とはわかっているのですが、それでもなお恨めしい夜明けです。

藤原為光の三男で、藤原兼家の養子となり従四位上・左近中将にまで昇進した。『大鏡』に「いみじき和歌の上手」とあり、和歌の才能を嘱望されていたが、23歳の若さで夭折した。

明けぬれば
暮るるものとは
知りながら
なほ恨めしき
朝ぼらけかな
藤原道信朝臣

明けぬれば
暮るるものとは
知りながら
なほ恨めしき
朝ぼらけかな
藤原道信朝臣

◉脳活文字レッスン

明けぬれば
明けぬれば

暮るるものとは
暮るるものとは

明けぬれば
暮るるものとは
知りながら
なほ恨めしき
朝ぼらけかな

藤原道信朝臣

52番

明けぬれば　暮るるものとは　知りながら　なほ恨めしき　朝ぼらけかな

百人一首まめ知識

【明けぬれば】 夜が明けてしまえば。

【暮るるものとは】 やがて日は暮れるものだと。（そしてまたあなたに会えるものだと）。

【朝ぼらけ】 明け方、ほのぼのと明るくなる頃。男性が女性のもとを去る時間帯。

夜、男性が女性のもとに通う形で交際・結婚する慣習があった当時、夜明けは別れの時間帯でした。そのため、明け方の別れの切なさを詠んだ歌は多くあり、この歌もその一つ。雪の降る朝、愛する女性のもとから帰宅した後に詠んだ「後朝《きぬぎぬ》の歌（43番参照）」です。

また日が暮れて会えると頭ではわかってはいても、やはり恋人と離れ離れになる明け方は恨めしいものです。技巧を凝らさず、シンプルな作りで、素直な気持ちをまっすぐに表現した歌です。

53

恋の歌

嘆《なげ》きつつ　ひとりぬる夜《よ》の　明《あ》くる間《ま》は
いかに久《ひさ》しき　ものとかは知《し》る

右大将道綱母
（九三七頃～九九五）

あなたが来ないのを嘆きながら、一人で寝る夜が明けるまでの間は、どれほど長いものなのか、あなたはご存じでしょうか、いや、ご存じないでしょうね。

本朝三美人に選ばれるほどの美貌で、９５４年に藤原兼家の第二夫人となり藤原道綱を産む。兼家との夫婦生活の半生を綴った『蜻蛉日記』の作者。

嘆きつつ
ひとりぬる夜の
明くる間は
いかに久しき
ものとかは知る
右大将道綱母

嘆きつつ
ひとりぬる夜の
明くる間は
いかに久しき
ものとかは知る
右大将道綱母

◉脳活文字レッスン

嘆きつつ

嘆きつつ

いかに久しき

いかに久しき

53番

嘆きつつ　ひとりぬる夜の　明くる間は　いかに久しき　ものとかは知る

嘆きつつ
ひとりぬる夜の
明くる間は
いかに久しき
ものとかは知る
右大将道綱母

百人一首まめ知識

【明くる間《ま》は】　明けるまでの時間は。

【久しき】　長い。

【かは】　反語。～だろうか、いや～ではない。

右大将道綱母は藤原兼《かね》家《いえ》と結婚し、道綱を産んだ人物。『蜻蛉日記』には、兼家に求婚されてから夫婦関係が途絶えるまでの日々が記されていますが、兼家には正妻がいたほか、新たに目をかける女性も次々と現れたため、道綱母は嫉妬に苦しんだようです。

日記によると、兼家は、道綱が生まれて間もない頃にもかかわらず、ほかの女のもとに通い始めてしまいます。怒った道綱母は、兼家がしばらくぶりに訪ねてきた時に、門を開けませんでした。すると兼家は、そのまま女のもとに戻っていったので、翌朝、道綱母はこの歌を兼家に贈ったそうです。待つ身の苦しさが伝わってくる歌です。

54

恋の歌

忘《わす》れじの　行《ゆ》く末《すえ》までは　かたければ
今日《きょう》をかぎりの　命《いのち》ともがな

儀同三司母《ぎどうさんしのはは》
（生年不詳～九九六）

名前を高階貴子《たかしなのたかこ》と言い、高内侍《こうのないし》とも呼ばれた。中関白藤原道隆《なかのかんぱくふじわらのみちたか》の妻となり、儀同三司伊周《これちか》や一条天皇の后・定子を生む。夫の死後、出家し、尼になる。

「いつまでもあなたを忘れない」という言葉が、遠い将来まで変わらないというのは難しいでしょう。だから、その言葉を聞いた今日を限りに命が尽きてしまえばいいのに。

忘れじの
行く末までは
かたければ
今日をかぎりの
命ともがな
儀同三司母

忘れじの
行く末までは
かたければ
今日をかぎりの
命ともがな
儀同三司母

◉脳活文字レッスン

忘れじの

忘れじの

命ともがな

命ともがな

54番

忘れじの　行く末までは　かたければ　今日をかぎりの　命ともがな

忘れじの
行く末までは
かたければ
今日をかぎりの
命ともがな
儀同三司母

百人一首まめ知識

【忘れじ】「あなたをいつまでも忘れない」と恋人が誓ってくれた言葉のこと。
【行く末までは】将来まで（変わらないこと）は。
【命ともがな】命であってほしいなあ。「もがな」は願望を表す。

儀同三司母のもとに、夫となる藤原道隆《みちたか》が通い始めた頃に詠んだ歌です。
一夫多妻制の時代において、男性が「あなたのことは忘れない」「この気持ちは変わらない」などと言ってくれたとしても、その言葉をどこまで信じてよいのかはわからないものでしょう。儀同三司母もそう感じていたようで、あなたが「忘れない」と言ってくれた今日、命が終わればいいのに……と願っています。結ばれる幸せと同時に失うことを思わざるを得ない、切ない気持ちが表れています。

55

〜雑の歌〜

滝《たき》の音《おと》は　絶《た》えて久《ひさ》しく　なりぬれど
名《な》こそ流《なが》れて　なほ聞《き》こえけれ

大納言公任《だいなごんきんとう》（九六六〜一〇四一）

滝の流れる水音は、聞こえなくなってからもうずいぶん経つけれども、その名声だけは流れ伝わって、今でも人々の口から聞こえていることだ。

関白太政大臣・藤原頼忠の子供で、四条大納言と呼ばれていた。非常に博学多才で、漢詩・和歌・管絃をこなす「三船の才」と称された。『和漢朗詠集』の編者。

滝の音は
絶えて久しく
なりぬれど
名こそ流れて
なほ聞こえけれ
大納言公任

滝の音は
絶えて久しく
なりぬれど
名こそ流れて
なほ聞こえけれ
大納言公任

◉脳活文字レッスン

滝の音は
滝の音は

名こそ流れて
名こそ流れて

55番

滝の音は　絶えて久しく　なりぬれど　名こそ流れて　なほ聞こえけれ

滝の音は
絶えて久しく
なりぬれど
名こそ流れて
なほ聞こえけれ

大納言公任

百人一首まめ知識

【絶えて】聞こえなくなって。
【久しくなりぬれど】長い時間が経ったけれど。
【名】名声。評判。

大納言公任《きんとう》こと藤原公任が、藤原道長らとともに京都の大《だい》覚寺《かくじ》に散策に出かけた時に詠んだ歌です。

大覚寺は、平安時代初期に建てられた嵯峨《さが》天皇の離宮を、のちに寺に改めたもの。歌にある「滝」とは、離宮の庭園にあった立派な滝のことですが、公任が訪れた時にはすでに水は涸れ、滝殿《たきどの》（滝のほとりに建てた御殿）の跡が残っているだけでした。しかし、滝の素晴らしさは後世にも語り継がれていることから、公任はこの歌を詠み、かつての滝の姿をしのびました。

「〜なりぬれど 名こそ流れて なほ」という「な」の音の連続が作る小気味よいリズムも特徴的な歌です。

56

恋の歌

あらざらむ《ん》　この世《よ》のほかの　思《おも》ひ出《いで》に
今《いま》ひとたびの　逢《あ》ふ《う》こともがな

和泉式部《いずみしきぶ》
（生没年不詳）

もうすぐ私は死んでしまうので、あの世へ持っていく思い出として、今もう一度だけあなたにお会いしたいものです。

最初の夫が和泉守・橘道貞であったため、和泉式部の名前で呼ばれるようになる。平安時代の代表的歌人で、自分の恋愛遍歴を記した『和泉式部日記』は時代を代表する日記文学になった。

あらざらむ
この世のほかの
思ひ出に
今ひとたびの
逢ふこともがな
和泉式部

あらざらむ
この世のほかの
思ひ出に
今ひとたびの
逢ふこともがな
和泉式部

◉脳活文字レッスン

あらざらむ

あらざらむ

思ひ出に

思ひ出に

56番

あらざらむ　この世のほかの　思ひ出に　今ひとたびの　逢ふこともがな

あらざらむ
この世のほかの
思ひ出に
今ひとたびの
逢ふこともがな

和泉式部

百人一首まめ知識

【あらざらむ】（この世から）いなくなること。死ぬこと。

【この世のほかの】あの世のこと。

【逢ふこともがな】会いたいものです。

和泉式部が病に倒れ、死期を悟った時に詠んだ歌です。「最後に愛する人にもう一度だけ会いたい」という情熱的な歌ですが、その相手が誰なのかはわかっていません。

和泉式部は恋多き女性として知られる人物で、特に有名なのが冷泉《れいぜい》天皇の息子の為尊《ためたか》親王と、その弟・敦道《あつみち》親王との恋愛です。すでにいた夫とは離婚し、親からも縁を切られながら、恋の道を突き進みました。二人の親王はいずれも若くして亡くなってしまいますが、残された和泉式部は、敦道親王との恋愛を『和泉式部日記』に記し、女流歌人として名声を得ました。

57

雑の歌

巡《めぐ》りあひ《い》て　見《み》しやそれとも　わかぬ間《ま》に
雲《くも》がくれにし　夜半《よわ》の月《つき》かな

紫式部《むらさきしきぶ》
（生没年不詳）

文章生出身の藤原為時の娘。夫に先立たれた後、一条天皇の中宮彰子に出仕。その傍ら、かの有名な『源氏物語』五十四帖や『紫式部日記』を記した。

せっかく久しぶりに会えたのに、それが貴方かどうか見分けのつかないわずかな間に帰ってしまわれた。まるで雲間にさっと隠れてしまう夜半の月のように。

巡りあひて
見しやそれとも
わかぬ間に
雲がくれにし
夜半の月かな
紫式部

巡りあひて
見しやそれとも
わかぬ間に
雲がくれにし
夜半の月かな
紫式部

◉脳活文字レッスン

巡りあひて
巡りあひて

夜半の月かな
夜半の月かな

57番

巡りあひて
見しやそれとも
わかぬ間に
雲がくれにし
夜半の月かな
紫式部

巡りあひて　見しやそれとも　わかぬ間に　雲がくれにし　夜半の月かな

百人一首まめ知識

【見しやそれとも】見たのがそれかどうかも。
【わかぬ】見分けがつかない。
【夜半《よわ》】夜中。

久しぶりに会った幼なじみを月になぞらえて詠んだ歌。冒頭の「巡りあひて」の相手は、月と幼なじみの両方を意味しています。見たと思ったらすぐに雲間に隠れてしまう月のように、幼なじみと過ごす時間を短く感じたことを詠んでいます。

紫式部は、もとは藤式部《ふじしきぶ》と呼ばれていましたが、のちに『源氏物語』に登場する紫の上の名にちなみ、紫式部と呼ばれるようになったといわれています。『源氏物語』は、光源氏と薫という二人の男性の生涯を描いた、54巻にも及ぶ長編小説。早くに夫と死別した後に執筆を始め、中宮彰子に出仕した後も書き続けました。当時から宮中で大変人気を集めていたそうです。

58

恋の歌

有馬山《ありまやま》　猪名《いな》の笹原《ささはら》　風吹《かぜふ》けば
いでそよ人《ひと》を　忘《わす》れやはする《わ》

大弐三位《だいにのさんみ》
（九九九～没年不詳）

紫式部の娘、藤原賢子《ふじわらのかたこ》。母の紫式部同様、一条天皇の中宮彰子に仕えていた。太宰大弐正三位・高階成章《たかしなのしげあきら》と結婚したことから、大弐三位と呼ばれた。

有馬山にほど近い猪名の笹原に風が吹くと、笹の葉がそよそよと音を立てるように、そうですよ、あなたのことを忘れることがありましょうか、いや、決して忘れません。

有馬山
猪名の笹原
風吹けば
いでそよ人を
忘れやはする

大弐三位

有馬山
猪名の笹原
風吹けば
いでそよ人を
忘れやはする

大弐三位

◉脳活文字レッスン

有馬山

有馬山

猪名の笹原

猪名の笹原

58番

有馬山　猪名の笹原　風吹けば　いでそよ人を　忘れやはする

有馬山
猪名の笹原
風吹けば
いでそよ人を
忘れやはする
大弐三位

百人一首まめ知識

【有馬山《ありまやま》】現在の兵庫県神戸市にある山。
【猪名《いな》の笹原《ささはら》】有馬山の南東にあたる、現在の猪名川《いながわ》周辺にあった笹原。
【いで】いやはや。全く。
【忘れやはする】忘れたりしましょうか、いやしません。「やは」は反語の意味。

しばらく会いに来なくなった恋人が、「私のことを忘れたのではないかと心配です」などと言ってきたことに対して、返した歌です。
上の句全体が、「そよ」を導き出す言葉（序詞）となっており、美しい情景を描きながら「そよ」へと繋げています。「そよ」は、笹が風にそよぐ時の「そよそよ」という音と、「そうよ」という意味を掛けた言葉。「そうよ、どうしてあなたを忘れたりするでしょうか」という強い反語表現になっています。

59

恋の歌

やすらはで《わ》　寝《ね》なましものを　小夜《さよ》ふけて
かたぶくまでの　月《つき》を見《み》しかな

赤染衛門《あかぞめえもん》
（九五八頃～一〇四一頃）

紫式部、和泉式部、伊勢大輔などと並ぶ代表的な女流歌人。中宮彰子に仕えていた。藤原道長の繁栄を描いた『栄花物語』正編の作者として有力視されている。

あなたが来ないと知っていたら、ためらわずに寝てしまったのですが、あなたをお待ちしている間に、夜が更けて西の空にかたむく月を見てしまったことです。

やすらはで
寝なましものを
小夜ふけて
かたぶくまでの
月を見しかな
赤染衛門

やすらはで
寝なましものを
小夜ふけて
かたぶくまでの
月を見しかな
赤染衛門

◉脳活文字レッスン

やすらはで

やすらはで

小夜ふけて

小夜ふけて

59番

やすらはで　寝なましものを　小夜ふけて　かたぶくまでの　月を見しかな

やすらはで
寝なましものを
小夜ふけて
かたぶくまでの
月を見しかな
赤染衛門

百人一首まめ知識

【やすらはで】　ためらわないで。

【寝なまし】　寝ただろうに。

【かたぶく】　月が西の空に傾くこと。夜明けが近いことを意味する。

赤染衛門が妹に代わって詠んだ歌です。「今晩会いに行く」と言った恋人が現れず、待っているうちに夜を明かしてしまった妹。「来ないと知っていれば寝ていただろうに」と恨めしく思う気持ちを詠んでいます。重すぎず、ため息をついて呆れているような軽やかさのある歌です。

作者の赤染衛門は、穏やかで寛容な性格で、宮中でライバルと目されていた清少納言、紫式部のどちらとも友達でした。歌人として名高く、この歌のように誰かの代わりに歌を詠むことも多かったとか。朗らかで人好きのする人柄が、この歌にも滲み出ているようです。

60

雑の歌

大江山《おおえやま》　いくのの道《みち》の　遠《とお》ければ
まだふみも見《み》ず　天《あま》の橋立《はしだて》

大江山を越え、生野を通る丹後への道は遠すぎて、まだ天橋立の地を踏んだこともありませんし、母からの手紙も見てはいません。

小式部内侍《こしきぶのないし》
（一〇〇〇頃〜一〇二五）

母親は百人一首の56番に歌がある和泉式部。中宮彰子に仕えた。幼少時から才気にあふれ、この歌をめぐる藤原定頼とのエピソードは非常に有名で、多くの説話集に収められている。

大江山
いくのの道の
遠ければ
まだふみも見ず
天の橋立
小式部内侍

大江山
いくのの道の
遠ければ
まだふみも見ず
天の橋立
小式部内侍

◉脳活文字レッスン

大江山

大江山

天の橋立

天の橋立

60番

大江山　いくのの道の　遠ければ　まだふみも見ず　天の橋立

大江山
いくのの道の
遠ければ
まだふみも見ず
天の橋立

小式部内侍

百人一首まめ知識

【大江山《おおえやま》】山城国《やましろのくに》と丹後国《たんごのくに》（それぞれ現在の京都府北部、南部）にまたがる山。

【いくの】「（京都府福知山市にある）生野」と「行く」「幾（多くの）」の掛詞。

【ふみ】「踏み」と「文（手紙）」の掛詞。

小式部内侍は和泉式部《いずみしきぶ》（56番参照）の娘。幼い頃から和歌が上手で、それゆえまわりからは母親が代作していると噂されていました。

ある時、小式部内侍は歌合《うたあわせ》（歌の優劣を競う会）に招かれます。この時、同じ歌合に招かれていた藤原定頼《さだより》から、「丹後国にいる母親に助けてもらわなくて大丈夫なのか？」とからかわれ、その返事としてこの歌を詠みました。小式部内侍がいた都から母親のいる丹後国までの地名を三つも盛り込み、掛詞などの技巧を凝らした見事な歌で、自身の実力を見せつけました。

61

春の歌

いにしへ《え》の　奈良《なら》の都《みやこ》の　八重桜《やえざくら》
今日《きょう》九重《ここのえ》に　匂《にお》ひ《い》ぬるかな

はるか昔の奈良の都に咲いた八重桜が、今日はこの宮中に美しく咲き誇っていることよ。

伊勢大輔《いせのたいふ》（生没年不詳）

中宮定子のいとこ・高階成順と結婚し、勅撰歌人の康資王母《やすすけおうのはは》を産む。上東門院彰子に仕え、紫式部や和泉式部とも交流があった。

いにしへの
奈良の都の
八重桜
今日九重に
匂ひぬるかな
伊勢大輔

いにしへの
奈良の都の
八重桜
今日九重に
匂ひぬるかな
伊勢大輔

◉脳活文字レッスン

奈良の都の

奈良の都の

今日九重に

今日九重に

いにしへの
奈良の都の
八重桜
今日九重に
匂ひぬるかな

伊勢大輔

61番

いにしへの　奈良の都の　八重桜　今日九重に　匂ひぬるかな

百人一首まめ知識

【いにしへ】遠い昔。
【九重《ここのえ》】宮中。
【匂ひぬるかな】美しく咲き誇っていることよ。

古都・奈良から一条天皇のもとに八重桜が献上された時に詠んだ歌です。

伊勢大輔は一条天皇の后・彰子《しょうし》に仕えており、同僚には紫式部や和泉式部などがいました。桜の受け取り役は紫式部が任されていましたが、まだ新人の女房だった大輔にその役を譲りたいと提案したため、大輔が受け取り役を担うことになりました。すると、その場にいた藤原道長（彰子の父）が、「受け取るだけでなく歌を詠め」と言いつけたため、大輔は即興でこの歌を詠みました。

「いにしへ」と「今日」、「八重」と「九重」を対比させながら現在の宮中の栄華を讃える見事な歌で、その場にいた者を驚かせたそうです。

62

雑の歌

夜《よ》をこめて　鳥《とり》のそらねは　はかるとも
よに逢坂《おうさか》の　関《せき》はゆるさじ

夜がまだ明けないうちに、鶏の鳴き真似をして人をだまそうとしても、函谷関《かんこくかん》ならともかく、この逢坂の関は決して許しませんよ。

清少納言《せいしょうなごん》
（生没年不詳）

百人一首36番の清原深養父のひ孫で、42番の清原元輔の娘。学者の家に生まれ、幼少の頃から才能を発揮し、一条天皇の皇后定子に仕えた。随筆『枕草子』の作者。

夜をこめて
鳥のそらねは
はかるとも
よに逢坂の
関はゆるさじ

清少納言

夜をこめて
鳥のそらねは
はかるとも
よに逢坂の
関はゆるさじ

清少納言

◉脳活文字レッスン

鳥のそらねは
鳥のそらねは

関はゆるさじ
関はゆるさじ

62番

夜をこめて　鳥のそらねは　はかるとも　よに逢坂の　関はゆるさじ

夜をこめて
鳥のそらねは
はかるとも
よに逢坂の
関はゆるさじ
清少納言

百人一首まめ知識

【夜をこめて】 夜が明けないうちに。
【鳥のそらね】 鶏の鳴き真似。
【はかる】 だます。
【よに〜じ】 決して〜ない。

藤原行成《ゆきなり》とのやりとりの中で詠まれた歌です。

ある夜、行成は清少納言を訪ねますが、早々に帰ったあげく、翌朝「鶏の声に急かされて」と手紙で言い訳をします。これに対し清少納言は、「それは函谷関《かんこくかん》の故事のような嘘の鳴き真似でしょう？」と言い訳をたしなめます。函谷関の故事とは、鶏が鳴かないと人を通さない「函谷関」という関所を、鶏の鳴き真似で開けさせたという中国の話。これに行成は「違います。函谷関ではなく逢坂の関です」と返答。逢坂の関は男女の仲を意味する言葉で、清少納言は「逢坂の関は超えさせません」とこの歌で応酬しました。

63

恋の歌

今《いま》はただ　思《おも》ひ絶《い》えなむ《ん》　とばかりを
人《ひと》づてならで　言《い》ふ《う》よしもがな

左京《さきょうの》　大夫《だいぶ》道雅《みちまさ》
（九九三～一〇五四）

今となっては、「あなたに対する思いもあきらめてしまいましょう」とだけ、人づてではなく、直接お目にかかって言う方法があればなあ。

藤原道雅。関白藤原道隆の孫で、内大臣・藤原伊周《これちか》の息子。幼い頃に父親が失脚、さらにこの歌に描かれた恋愛事件によって三条院の怒りを買い生涯不遇だった。

今はただ
思ひ絶えなむ
とばかりを
人づてならで
言ふよしもがな
左京大夫道雅

今はただ
思ひ絶えなむ
とばかりを
人づてならで
言ふよしもがな
左京大夫道雅

◉脳活文字レッスン

思ひ絶えなむ

言ふよしもがな

63番

今はただ　思ひ絶えなむ　とばかりを　人づてならで　言ふよしもがな

今はただ
思ひ絶えなむ
とばかりを
人づてならで
言ふよしもがな
左京大夫道雅

百人一首まめ知識

【今はただ】（会うことが許されなくなった）今となってはもう。
【思ひ絶えなむ】思いを断ち切ろう。
【人づてならで】直接。
【言ふよしもがな】言う方法があればいいのに。

左京大夫道雅こと藤原道雅が、当子《とうし》内親王との恋に破れた時に詠んだ歌です。

二人は恋仲にありましたが、内親王の父にそのことを知られるや、激怒されてしまいます。内親王には見張り役がつけられ、もはや二人は会うことができなくなってしまいました。道雅は「この思いはあきらめるが、せめて別れの言葉だけでも直接伝えたい」という切実な思いを、この歌で吐露しています。

その後、当子内親王は出家して尼となりますが、若くして病死。道雅は左遷され、荒れた生活を送ったそうです。

64

冬の歌

朝《あさ》ぼらけ　宇治《うじ》の川霧《かわぎり》　たえだえに
あらはれわたる　瀬々《せぜ》の網代木《あじろぎ》

明け方、あたりが徐々に明るくなってくる頃、宇治川の川面にかかる朝霧も薄らいできた。その霧の切れ間から現れてきたのが、川瀬に打ち込まれた網代木であるよ。

権中《ごんちゅう》納《な》言《ごん》定頼《さだより》
（九九五～一〇四五）

藤原定頼。四条大納言公任の長男。書や管弦に秀でていて、正二位権中納言にまでなった。百人一首60番の歌の小式部内侍と定頼のエピソードが有名。

朝ぼらけ
宇治の川霧
たえだえに
あらはれわたる
瀬々の網代木
権中納言定頼

朝ぼらけ
宇治の川霧
たえだえに
あらはれわたる
瀬々の網代木
権中納言定頼

◉脳活文字レッスン

宇治の川霧
宇治の川霧

瀬々の網代木
瀬々の網代木

64番

朝ぼらけ　宇治の川霧　たえだえに　あらはれわたる　瀬々の網代木

朝ぼらけ
宇治の川霧
たえだえに
あらはれわたる
瀬々の網代木
権中納言定頼

百人一首まめ知識

【朝ぼらけ】夜明け前、あたりがほのかに明るくなる頃。
【宇治《うじ》の川霧《かわぎり》】京都の南側を流れる宇治川に立ちこめた霧。
【瀬々《せぜ》】川のあちこちの浅瀬。

権中納言定頼こと藤原定頼が、冬の宇治川の夜明けの風景を詠んだ歌です。

夜が明けるにつれ、宇治川に立ち込めていた霧が晴れていき、川の浅瀬のあちこちに打たれた網代木《あじろぎ》が見えてくる様子を詠んでいます。網代木とは、魚を取る仕かけ（網代）を川に固定するための杭のこと。当時の宇治川では、寒い季節に網代を使って鮎の稚魚を取ることが盛んに行われていました。

霧の中から、宇治川の風物詩ともいえる網代木が徐々に姿を現すという幻想的な光景を、臨場感たっぷりに表現した歌です。

65

恋の歌

恨《うら》みわび　ほさぬ袖《そで》だに　あるものを
恋《こい》に朽《く》ちなむ　名《な》こそ惜《お》しけれ

相模《さがみ》
（生没年不詳）

恨みに恨んで気力もなくなり、泣き続けて涙を乾かす時間もない着物の袖さえ口惜しいのに、さらにこの恋の評判のおかげで、朽ちていくだろう私の評判が惜しいのです。

平安中期の武将・源頼光の娘、もしくは養女といわれている。相模守の大江公資《きみより》の妻となり任国へ一緒に行ったことから、相模と呼ばれるようになった。

恨みわび
ほさぬ袖だに
あるものを
恋に朽ちなむ
名こそ惜しけれ
相模

恨みわび
ほさぬ袖だに
あるものを
恋に朽ちなむ
名こそ惜しけれ
相模

◉脳活文字レッスン

恋に朽ちなむ
恋に朽ちなむ

名こそ惜しけれ
名こそ惜しけれ

恨みわび
ほさぬ袖だに
あるものを
恋に朽ちなむ
名こそ惜しけれ
相模

65番

恨みわび　ほさぬ袖だに　あるものを　恋に朽ちなむ　名こそ惜しけれ

百人一首まめ知識

【わび】 ～する気力も失い。

【ほさぬ袖】 涙の乾く暇もない袖。

【あるものを】「ある」の前に「口惜しく」省略されている。袖が朽ちるのさえ口惜しいのに。

【名】 名声、評判。

当時50歳を過ぎていたとされる相模が、歌合《うたあわせ》（歌の優劣を競う会）の席で「恋」をテーマに詠んだ歌です。

つれない相手を思って涙を袖で拭うばかりの日々で、もう恨む気力もないほど疲れ切ってしまった女性が描かれています。乾く暇もない袖が朽ちてダメになるだけでなく、自分の評判まで落ちていくのが残念で仕方がないと、悲痛な思いを表現しています。

数々の恋愛遍歴を持つという相模自身の経験が、きっと刻み込まれているのでしょう。

66

雑の歌

もろともに　あは《わ》れと思《おも》へ　山桜《やまざくら》
花《はな》よりほかに　知《し》る人《ひと》もなし

一緒に愛しいと思っておくれ、山桜よ。この山奥では桜の花の他に理解してくれる人もおらず、ただ一人なのだから。

前大僧正行尊《さきのだいそうじょうぎょうそん》
（一〇五五～一一三五）

敦明親王の孫で参議従二位源基平の息子。10歳で父を亡くし12歳で出家、円城寺で密教を学んだのちに山岳信仰を基盤に、大峰や熊野などで厳しい修行を行う。

もろともに
あはれと思へ
山桜
花よりほかに
知る人もなし
前大僧正行尊

もろともに
あはれと思へ
山桜
花よりほかに
知る人もなし
前大僧正行尊

◉脳活文字レッスン

山桜

山桜

花よりほかに

花よりほかに

66番

もろともに あはれと思へ 山桜 花よりほかに 知る人もなし

前大僧正行尊

もろともに　あはれと思へ　山桜　花よりほかに　知る人もなし

百人一首まめ知識

【もろともに】一緒に。

【あはれ】しみじみと愛おしい気持ち。

【知る人】自分の気持ちを理解してくれる人。

前大僧正行尊は12歳で出家し、長年にわたり厳しい山岳修行を重ねた人物。この歌は、行尊が奈良県の吉野にある大《おお》峰山《みねさん》で修行をしていた時に詠んだ歌です。

人里離れた山奥で、めったに出会わない山桜を見つけた行尊。ひっそりと美しく咲き誇る山桜に、一人で厳しい修行に耐える自分自身を重ね、心が励まされたのでしょう。まるで仲間を見つけたかのように思わず山桜に語りかけ、「自分を理解してくれるのはお前しかいない」と孤独な胸の内を明かしています。苦しい時、自然に心癒されるのは人の常なのでしょう。

67

雑の歌

春《はる》の夜《よ》の　夢《ゆめ》ばかりなる　手枕《たまくら》に
かひ《い》なく立《た》たむ《ん》　名《な》こそ惜《お》しけれ

周防内侍《すおうのないし》
（生没年不詳）

周防守・平棟仲《たいらのむねなか》の娘で後冷泉・後三条・白河・堀河天皇に女房として仕えた。本名は仲子。女房三十六歌仙の一人で『周防内侍集』を残した。

はかない春の夜の夢のように、あなたの手枕によって、つまらない浮名が立ってしまうのは、なんとも口惜しいことですよ。

春の夜の
夢ばかりなる
手枕に
かひなく立たむ
名こそ惜しけれ
周防内侍

春の夜の
夢ばかりなる
手枕に
かひなく立たむ
名こそ惜しけれ
周防内侍

◉脳活文字レッスン

春の夜の
春の夜の

手枕に
手枕に

春の夜の
夢ばかりなる
手枕に
かひなく立たむ
名こそ惜しけれ
周防内侍

67番

春の夜の　夢ばかりなる　手枕に　かひなく立たむ　名こそ惜しけれ

百人一首まめ知識

【春の夜《よ》の夢】 短くはかないものの喩え。

【手枕《たまくら》】 腕を枕にすること。

【かひなく】「かいなく（つまらない）」と「かいな（腕）」の掛詞。

月の明るい春の夜、女房たちが集まり、楽しく語らっていた時のこと。周防内侍は疲れてきたのか、物に寄りかかって「枕が欲しい」と呟きました。それを御簾越しに聞いた藤原忠家《ただいえ》はすかさず、「これを枕にどうぞ」と言って自らの腕を御簾の下から差し入れます。この歌はそれに対する返答で、「少し手枕を借りたくらいで、あなたと浮き名が立つなんて悔しい」と、申し出をかわしています。

これはいわば言葉遊びで疑似恋愛を楽しんでいる、戯れの歌。「春の夜」「夢」「手枕」という恋歌によくある言葉を並べ、甘美な雰囲気を作り上げています。

68

雑の歌

心《こころ》にも　あらでうき世《よ》に　ながらへ《え》ば
恋《こい》しかるべき　夜《よ》半《わ》の月《つき》かな

不本意にも、このつらい世の中に生き永らえていたならば、今夜の夜更けの月が、きっと恋しく思い出されるだろうなあ。

三条院《さんじょういん》（九七六〜一〇一七）

冷泉天皇の第2皇子であった三条院は986年に皇太子となり、25年も天皇の位を待ち、ようやく即位した。しかし、病弱で在位6年で次の天皇に位を譲り、翌年に死去した。

心にも
あらでうき世に
ながらへば
恋しかるべき
夜半の月かな
三条院

心にも
あらでうき世に
ながらへば
恋しかるべき
夜半の月かな
三条院

◉脳活文字レッスン

心にも

心にも

夜半の月かな

夜半の月かな

68番

心にも　あらでうき世に　ながらへば　恋しかるべき　夜半の月かな

心にも
あらでうき世に
ながらへば
恋しかるべき
夜半の月かな
三条院

百人一首まめ知識

【心にもあらで】不本意にも。

【ながらへば】生き永らえているならば。

【恋しかるべき】きっと恋しく思うことだろう。

三条院が天皇の座を退くことを決意した頃、月を見て詠んだ歌です。

当時、孫を次期天皇にして実権を握りたがっていた藤原道長に、退位を迫られていた三条院。眼病により視力が失われつつあったこともあり、やむなく退位を決意します。そんな折、夜空に明るく輝く月を見て、この歌を詠みました。「心にも　あらでうき世に　ながらへば（本心と違い、このつらい世を生き長らえたら）」という部分からは、「早く死んでしまいたい」という三条院の絶望的な思いが窺えます。三条院は退位の翌年に出家し、ほどなくしてこの世を去りました。

69

秋の歌

あらし吹《ふ》く　三室《みむろ》の山《やま》の　もみぢ《じ》葉《ば》は
龍田《たつた》の川《かわ》の　にしきなりけり

山嵐が吹き、三室の山の紅葉の葉は散り、龍田川の水面は錦のように美しく彩られている。

能因法師《のういんほうし》（九八八～一〇五〇）

大学で詩歌を学び文章生となったが、26歳の頃に出家する。和歌に情熱を燃やし、東北や四国などの全国の歌枕（歌で引き合いに出される歴史的な名所）を巡って旅をした。

あらし吹く
三室の山の
もみぢ葉は
龍田の川の
にしきなりけり
能因法師

あらし吹く
三室の山の
もみぢ葉は
龍田の川の
にしきなりけり
能因法師

脳活文字レッスン

三室の山の

三室の山の

龍田の川の

龍田の川の

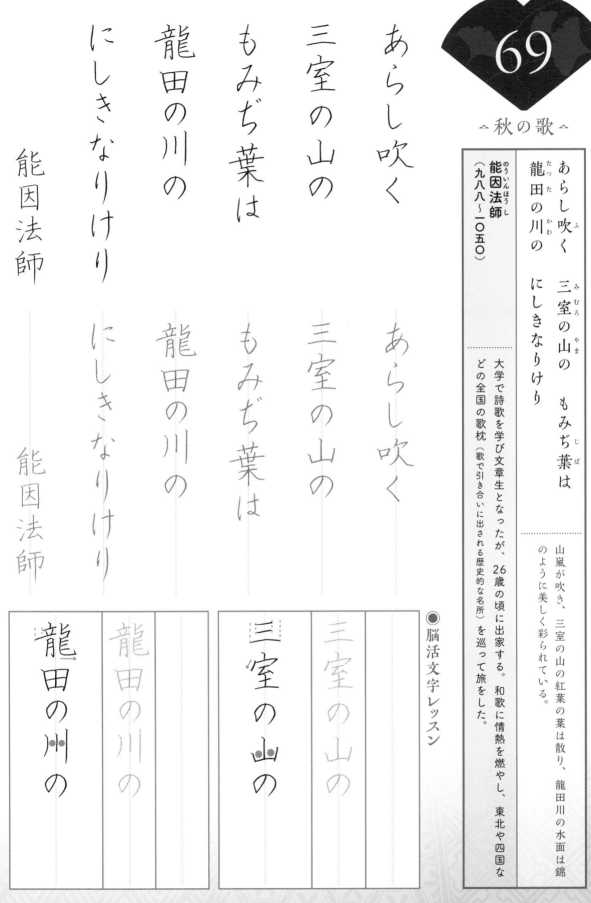

69番

あらし吹く　三室の山の　もみぢ葉は　龍田の川の　にしきなりけり

あらし吹く
三室の山の
もみぢ葉は
龍田の川の
にしきなりけり
能因法師

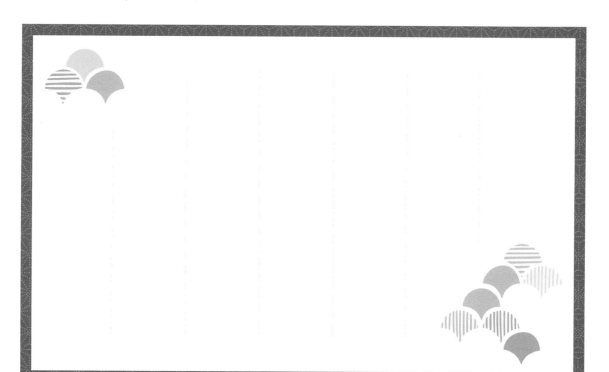

百人一首まめ知識

【あらし】山から吹き下ろす激しい風。
【三室《みむろ》の山】奈良県生駒郡にある三室山。神奈備山《かんなびやま》とも。
【龍田《たった》の川】三室の山のふもとを流れる川。

能因法師が、歌合《うたあわせ》（歌の優劣を競う会）の席で「紅葉《もみじ》」をテーマに詠んだ一首。

三室の山と龍田の川はいずれも紅葉の名所ですが、この歌は実際の風景を詠んだものではありません。名所を二つ一緒に詠み込み、想像上の風景を仕立て上げています。三室の山の紅葉が風に舞って龍田の川に降り注ぎ、水面が錦の織物ように鮮やかに色づいているという、実際にあればさぞ美しく華やかであろう光景です。

能因法師は和歌に情熱を注いだ人物で、特に全国の歌《うた》枕《まくら》（歌に詠み込まれる名所）に関心を持ち、旅をしながら多くの歌を残しました。

70

秋の歌

さびしさに　宿《やど》を立《た》ち出《い》でて　ながむれば
いづ《ず》こもおなじ　秋《あき》の夕《ゆう》暮《ぐ》れ

良《りょう》暹《ぜん》法師《ほうし》
（生没年不詳）

山城国愛宕郡《おたぎのこおり》の生まれで、後冷泉天皇時代の歌人。比叡山の僧侶で祇園の別当であり、晩年は洛北大原の雲林院に住んでいたといわれている。

あまりにも寂しさがつのるので、庵から出て、ぼんやりとあたりを見渡してみると、どこも同じように寂しい、秋の夕暮れが広がっていることよ。

さびしさに
宿を立ち出でて
ながむれば
いづこもおなじ
秋の夕暮れ
良暹法師

さびしさに
宿を立ち出でて
ながむれば
いづこもおなじ
秋の夕暮れ
良暹法師

◉脳活文字レッスン

宿を立ち出でて
宿を立ち出でて

秋の夕暮れ
秋の夕暮れ

70番

さびしさに　宿を立ち出でて　ながむれば　いづこもおなじ　秋の夕暮れ

さびしさに
宿を立ち出でて
ながむれば
いづこもおなじ
秋の夕暮れ

良暹法師

百人一首まめ知識

【宿】 良暹法師が住んでいた草庵《そうあん》（粗末な家）。

【立ち出でて】 外に出て。

【ながむ】（物思いにふけりながら）ぼんやりと見やる。

比叡山延暦寺の僧侶をしていた良暹法師が、一人で京都の大原にある草庵に移り住み、隠遁生活を送っていた頃に詠んだ歌です。

山里での孤独な暮らしのなか、人恋しさから外に出てみた良暹法師。しかし、あたりには秋の夕暮れの風景が広がるばかり。その光景は趣深く美しいけれど、寂しさはますます心に染みていきます。

現代に生きる私たちも、秋の夕暮れには寂しさや侘しさを感じるものですが、こういった美意識はこの頃に生まれた感覚だといわれています。百人一首の撰者である藤原定家が生きた時代には、「秋の夕暮れ」を結びとする歌が流行しました。

71

秋の歌

夕《ゆう》されば　門田《かどた》の稲葉《いなば》　おとづ《ず》れて
葦《あし》のまろやに　秋風《あきかぜ》ぞ吹《ふ》く

大納言経信《だいなごんつねのぶ》
（一〇一六～一〇九七）

夕方になると、家の前の田の稲の葉にさわさわと音を立てて、葦の仮小屋に秋風が吹いてきた。

正二位大納言にまで昇進したことから、大納言経信と呼ばれる。詩歌や管弦に秀でていて、朝廷の礼式や作法などの「有職《ゆうそく》」に関して深い知識を持っていた。

夕されば
門田の稲葉
おとづれて
葦のまろやに
秋風ぞ吹く
大納言経信

夕されば
門田の稲葉
おとづれて
葦のまろやに
秋風ぞ吹く
大納言経信

◉脳活文字レッスン

門田の稲葉

門田の稲葉

秋風ぞ吹く

秋風ぞ吹く

71番

夕されば　門田の稲葉　おとづれて　葦のまろやに　秋風ぞ吹く

夕されば
門田の稲葉
おとづれて
葦のまろやに
秋風ぞ吹く
大納言経信

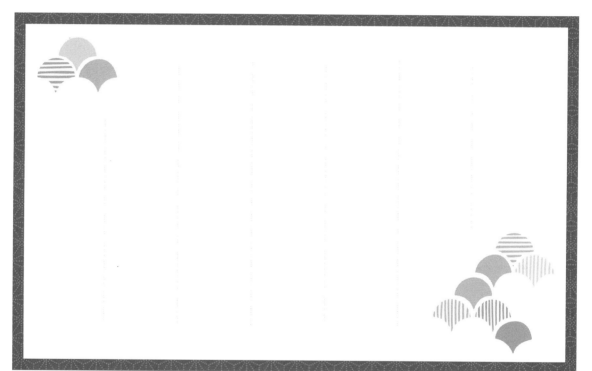

百人一首まめ知識

【夕されば】 夕方になると。
【門田】 門の前にある田。
【おとづれて】 音を立てて。「訪れる」と掛けている。
【葦のまろや】 葦で屋根を葺いた粗末な家。

京都は梅津にある源師賢の山荘に、歌人たちが集まった時のこと。「田家の秋風」をテーマに皆で歌を詠むことになり、大納言経信こと源経信が詠んだのがこの歌です。

秋の夕暮れ時、家の門前にある田んぼの稲がさらさらと音を立ててそよいでいる様子が、視覚でも聴覚でも感じられるようです。経信は、このような叙景歌（自然の情景などを、主観を交えずありのままに表現した歌）を得意としていました。

当時、貴族たちの間では山里に別荘を構えるのが流行していました。日頃は見られないのどかな風景を楽しみながら、歌を詠んだのでしょう。

72

恋の歌

音《おと》に聞《き》く　高師《たかし》の浜《はま》の　あだ波《なみ》は
かけじや袖《そで》の　濡《ぬ》れもこそすれ

祐子内親王家紀伊《ゆうしないしんのうけのきい》
（生没年不詳）

平経方《たいらのつねかた》の娘といわれている。母親は後朱雀天皇の第一皇女・祐子内親王に仕えた小弁で、紀伊自らも祐子内親王家に仕えた。紀伊の名前は、夫が紀伊守だったことから由来する。

噂に名高い高師の浜のいたずらに立つ波ではないけれど、浮気者のあなたを心に掛けることはいたしません。涙で袖を濡らすことになるといけないから。

音に聞く
高師の浜の
あだ波は
かけじや袖の
濡れもこそすれ
祐子内親王家紀伊

音に聞く
高師の浜の
あだ波は
かけじや袖の
濡れもこそすれ
祐子内親王家紀伊

◉脳活文字レッスン

音に聞く
音に聞く

高師の浜の
高師の浜の

72番

音に聞く　高師の浜の　あだ波は　かけじや袖の　濡れもこそすれ

音に聞く
高師の浜の
あだ波は
かけじや袖の
濡れもこそすれ
祐子内親王家紀伊

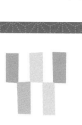

百人一首まめ知識

【音に聞く】 噂に聞く。

【高師《たかし》の浜】 地名の「高師」と「噂に名高い」と掛けている。

【あだ波】 いたずらに立つ波。「あだなり」には「浮気だ」の意味もあり、暗に浮気な男性の誘いのことを指す。

【かけじや】「波を／思いをかけまい」という掛詞。

「艶書合《えんしょあわせ》」の席で詠まれた歌です。艶書合とは、恋歌を作り合って優劣を競う遊びのこと。この時は男性が女性に求愛の歌を贈り、女性が返歌を詠む形で行われました。

先行は藤原俊忠《としただ》の「人知れぬ 思ひありその浦風に 波のよるこそ 言はまほしけれ（荒磯の浦風に波が打ち寄せるように、夜にあなたに言い寄りたい）」という歌。これに対する返歌が紀伊の歌で、「浮気の誘いに乗って泣きを見るのは嫌だわ」と相手を潔く突っぱねています。

73

春の歌

高砂《たかさご》の　尾《お》の上《え》の桜《さくら》　咲《さ》きにけり
外山《とやま》の霞《かすみ》　たたずもあらなむ《ん》

権中納言匡房《ごんちゅうなごんまさふさ》
（一〇四一～一一一一）

本名・大江匡房《おおえまさふさ》。平安時代を代表する学識者で、幼い頃から神童の呼び声高く、菅原道真と比較されていた。16歳で文章生となり、後三条天皇らに仕え権中納言まで出世した。

小高い山の峰に桜が咲いた。まわりの人里に近い山々の霞は、どうか立たないでいてほしいものだ。（美しい桜が見えなくなってしまうから）。

高砂の
尾の上の桜
咲きにけり
外山の霞
たたずもあらなむ
権中納言匡房

高砂の
尾の上の桜
咲きにけり
外山の霞
たたずもあらなむ
権中納言匡房

◉脳活文字レッスン

尾の上の桜

尾の上の桜

外山の霞

外山の霞

73番

高砂の　尾の上の桜　咲きにけり　外山の霞　たたずもあらなむ

高砂の
尾の上の桜
咲きにけり
外山の霞
たたずもあらなむ
権中納言匡房

百人一首まめ知識

【高砂《たかさご》の】「尾の上」にかかる枕詞。「高砂」は高い山。
【尾《お》の上《え》】峰。山頂。
【外山《とやま》】人里に近い低い山。
【立たずもあらなむ】立たないでほしい。

藤原師通《もろみち》の家で開かれた花見の酒宴にて、「はるかに山桜を眺望する」というお題で詠まれた歌です。「遠くの山の峰に咲く桜が見えなくならないように、霞よ、立たないでおくれ」と詠むことで、桜の美しさを間接的に表現しています。この歌のポイントの一つが、遠景の「高砂の尾の上の桜」と近景の「外山の霞」を対比させ、空間に奥行きを持たせているところ。漢詩によく見られる手法であり、漢学者だった匡房らしい一首です。

また、平安時代頃から春は霞、秋は霧と区別されるようになりました。

74

恋の歌

うかりける　人《ひと》を初瀬《はつせ》の　山《やま》おろしよ
はげしかれとは　祈《いの》らぬものを

源《みなもとの》俊頼朝臣《としよりあそん》
（一〇五五～一一二九）

初瀬の山おろしよ、その風が激しく吹きつけるようにあの人がますますつれない態度をとるようにとは祈らなかったのに。

百人一首の71番に選ばれている大納言経信《つねのぶ》の三男。和歌の才能が認められ、白河天皇の命で『金葉和歌集』の撰者となった。

うかりける
人を初瀬の
山おろしよ
はげしかれとは
祈らぬものを
源俊頼朝臣

うかりける
人を初瀬の
山おろしよ
はげしかれとは
祈らぬものを
源俊頼朝臣

◉脳活文字レッスン

人を初瀬の
人を初瀬の

祈らぬものを
祈らぬものを

74番

うかりける　人を初瀬の　山おろしよ　はげしかれとは　祈らぬものを

うかりける
人を初瀬の
山おろしよ
はげしかれとは
祈らぬものを

源俊頼朝臣

百人一首まめ知識

【うかりける】つれない。

【初瀬《はつせ》】奈良県桜井市にある地名。長谷寺《はせでら》がある。

【山おろし】山から吹きおろす激しい風。

【はげしかれとは】もっと激しくなれとは。

藤原俊忠《としただ》の家で開かれた歌会にて、「祈っても成就しなかった恋」というお題を与えられ、詠んだ歌です。

奈良県の初瀬は、観音様に祈ると願いが成就することで有名な長谷寺がある場所。山から激しい風が吹くことでも知られていました。

この歌の主人公も、つれない相手が振り向いてくれることを初瀬で祈りますが、相手はますます冷たくなるばかり。そこで、山おろしを擬人化し、「山おろしよ、そなたのように激しく、冷たくなってほしいとは祈らなかったのに」と、嘆いています。

75

雑の歌

契《ちぎ》りおきし　させもが露《つゆ》を　命《いのち》にて
あは《わ》れ今年《ことし》の　秋《あき》もいぬめり

お約束してくださいました、よもぎの露のようなはかない言葉を頼みにしておりましたのに、ああ、今年の秋もむなしく過ぎていくようです。

藤原基俊《ふじわらのもととし》（一〇五六頃～一一四二）

名家の出身であったが、出世には恵まれなかった。和歌や漢詩の才能にあふれ、多くの歌合で作者・判者となり、百人一首74番・源俊頼朝臣とともに活躍した。

契りおきし
させもが露を
命にて
あはれ今年の
秋もいぬめり
藤原基俊

契りおきし
させもが露を
命にて
あはれ今年の
秋もいぬめり
藤原基俊

◉脳活文字レッスン

契りおきし

契りおきし

あはれ今年の

あはれ今年の

契りおきし
させもが露を
命にて
あはれ今年の
秋もいぬめり

藤原基俊

75番

契りおきし　させもが露を　命にて　あはれ今年の　秋もいぬめり

百人一首まめ知識

【契りおきし】約束しておいた。

【させもが露《つゆ》】さしも草についた露。頼みの綱にしていた藤原忠通《ただみち》の「頼りにせよ」という言葉を指す。

【命にて】頼みにして。

【あはれ】ああ。感動詞。

【いぬめり】過ぎてしまうようだ。

作者の藤原基俊には、奈良県の興福寺《こうふくじ》で僧侶をしている息子がいました。興福寺では、毎年秋に行われる「唯摩会《ゆいまえ》」で、お経を読む講師を務めることが名誉なことだとされていました。そこで基俊は、息子がその役を任されるようにと、時の権力者にお願いします。その時、「私を頼りにせよ」というよい返事をもらったと思っていたのに、願いは実現しないまま。その恨めしい気持ちを詠んだのがこの歌です。

76

雑の歌

わたの原《はら》　漕《こ》ぎ出《い》でてみれば　ひさかたの
雲居《くもい》にまが《ご》ふ《う》　沖《おき》つ白波《しらなみ》

法性寺入道前《ほっしょうじにゅうどうさきの》関白太政大臣
（一〇九七～一一六四）

摂政関白藤原忠実《ふじわらのただざね》の息子。若い頃から関白・氏の長者となり、太政大臣従一位に至る。詩歌や書にも才能を示し、晩年には出家して、「法性寺殿」と呼ばれた。

大海原に船で漕ぎ出し、ずっと遠くを眺めてみれば、かなたに雲と見間違うばかりに、沖の白波が立っていたよ。

わたの原
漕ぎ出でてみれば
ひさかたの
雲居にまがふ
沖つ白波
法性寺入道前関白太政大臣

わたの原
漕ぎ出でてみれば
ひさかたの
雲居にまがふ
沖つ白波
法性寺入道前関白太政大臣

◉脳活文字レッスン

雲居にまがふ

雲居にまがふ

沖つ白波

沖つ白波

76番

わたの原　漕ぎ出でてみれば　ひさかたの　雲居にまがふ　沖つ白波

わたの原
漕ぎ出でてみれば
ひさかたの
雲居にまがふ
沖つ白波

法性寺入道前関白太政大臣

百人一首まめ知識

【わたの原】大海原。

【ひさかたの】「雲居」にかかる枕詞。

【雲居《くもい》にまがふ】雲と見分けがつかないほど。「雲居」は本来は雲のいるところ＝空を指す。

【沖《おき》つ白波】沖の白波が立っている。

崇徳院《すとくいん》（77番参照）が天皇だった頃に開いた歌合《うたあわせ》（歌の優劣を競う会）の席で、「海上の遠望」をテーマに詠んだ歌です。大海原に、雲と見間違えるほど真っ白な白波が立っている情景を、ダイナミックに詠んでいます。

法性寺入道前関白太政大臣こと藤原忠通は、当時は関白として崇徳院を支えていました。しかし、この歌が詠まれてから約20年後、保元《ほうげん》の乱で忠通と崇徳院は対立。敗北した崇徳院は讃岐《さぬき》に流されてしまいます。

77

恋の歌

瀬《せ》をはやみ　岩《いわ》にせかるる　滝川《たきがわ》の
われても末《すえ》に　逢《あ》は《わ》む《ん》とぞ思《おも》ふ

崇徳院《すとくいん》（一一一九～一一六四）

川の瀬の流れが速く、岩にせき止められた急流が二つに分かれて、また一つになるように、愛しいあの人と今は離れても、いつかはきっと一緒になろうと思っている。

鳥羽天皇の第一皇子で、5歳で天皇の位を譲り受ける。鳥羽上皇の死後、後白河天皇との間で、後の天皇にどちらの皇子を立てるかで対立したことがきっかけで保元の乱が起こる。

瀬をはやみ
岩にせかるる
滝川の
われても末に
逢はむとぞ思ふ
崇徳院

瀬をはやみ
岩にせかるる
滝川の
われても末に
逢はむとぞ思ふ
崇徳院

◉脳活文字レッスン

瀬をはやみ

瀬をはやみ

逢はむとぞ思ふ

逢はむとぞ思ふ

77番

瀬をはやみ　岩にせかるる　滝川の　われても末に　逢はむとぞ思ふ

瀬をはやみ
岩にせかるる
滝川の
われても末に
逢はむとぞ思ふ
崇徳院

百人一首まめ知識

【瀬《せ》をはやみ】川の瀬（浅いところ）の流れが速いので。

【せかるる】せき止められた。

【滝川《たきがわ》】滝のように激しく流れる川。激流。

【逢はむとぞ思ふ】逢おう（「結婚」を意味する）と思う。

「離れ離れになろうとも、いつか必ず一緒になろう」という恋の歌です。川の激流が岩に当たり、水が左右に分かれても、いずれまた合流していく様子を恋に喩えています。激流は激しい恋を思わせ、それでも一緒になるのだという強い意志が窺えます。

崇徳院は鳥羽《とば》天皇の第一皇子として誕生しましたが、白《しら》河院《かわいん》の子ではないかという疑いから父に愛されず、即位後も父に実権を握られたままでした。その後、保元《ほうげん》の乱では讃岐《さぬき》に流され、その地で没します。

78

冬の歌

淡路島《あわじしま》　通《かよ》ふ千鳥《ちどり》の　鳴《な》く声《こえ》に
幾夜《いくよ》ねざめぬ　須磨《すま》の関守《せきもり》

源《みなもとの》　兼昌《かねまさ》
（生没年不詳）

宇多源氏の系統で、従五位下・皇后宮少進にまで昇進した後、出家した。多くの歌合に出席し、「兼昌入道」などと称されていた。

淡路島からわたってくる千鳥の鳴く声に、幾晩目を覚まさせられたことか、須磨の関所の番人よ。

淡路島
通ふ千鳥の
鳴く声に
幾夜ねざめぬ
須磨の関守
源兼昌

淡路島
通ふ千鳥の
鳴く声に
幾夜ねざめぬ
須磨の関守
源兼昌

◉脳活文字レッスン

幾夜ねざめぬ
幾夜ねざめぬ

須磨の関守
須磨の関守

78番

淡路島
通ふ千鳥の
鳴く声に
幾夜ねざめぬ
須磨の関守

源兼昌

淡路島　通ふ千鳥の　鳴く声に　幾夜ねざめぬ　須磨の関守

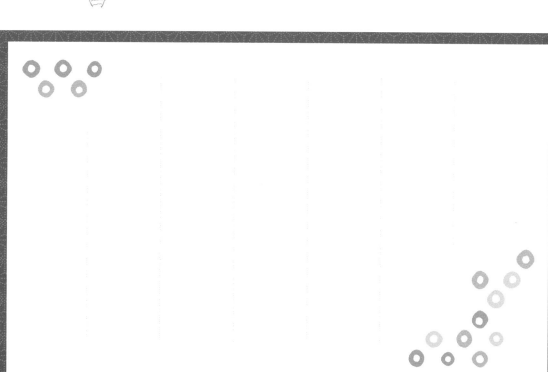

百人一首まめ知識

【淡路島《あわじしま》】兵庫県にある島。

【ねざめぬ】目を覚まさせられたことだろうか。

【須磨《すま》】兵庫県神戸市にある地名。

須磨にはかつて関所があり、関守（関所の番人）を務める人は都から単身で赴任したといいます。冬になると、浜辺に淡路島から千鳥がわたってきて哀愁漂う声で鳴くのですが、その声で真夜中に目を覚ましても一人きりで、孤独感が身に沁みるばかり。この歌は、そんな関守の寂しさに思いを馳せて詠まれました。

須磨は『源氏物語』の主人公・光源氏が謹慎のために住んだ場所でもあります。光源氏は「明け方に一人で目覚めても、自分と同じように哀しげに鳴く千鳥がいるので頼もしい」といった内容の歌を詠んでいます。源兼昌はこれを踏まえてイメージを広げたともいわれています。

79

秋の歌

秋風《あきかぜ》に　たなびく雲《くも》の　絶《た》え間《ま》より
もれ出《い》づる月《つき》の　影《かげ》のさやけさ

左《さ》京《きょうの》大《だい》夫《ぶ》顕輔《あきすけ》（一〇九〇～一一五五）

本名は藤原顕輔《ふじわらのあきすけ》。勅撰和歌集の『詞花和歌集』の撰者。父である藤原顕季《あきすえ》は政治的な権力者で、「六条藤家」として知られている。

秋風に吹かれてたなびく雲の切れ間から漏れ出る月の光のなんと明るく美しいことよ。

秋風に
たなびく雲の
絶え間より
もれ出づる月の
影のさやけさ
左京大夫顕輔

秋風に
たなびく雲の
絶え間より
もれ出づる月の
影のさやけさ
左京大夫顕輔

◉脳活文字レッスン

たなびく雲の

たなびく雲の

影のさやけさ

影のさやけさ

79番

秋風に　たなびく雲の　絶え間より　もれ出づる月の　影のさやけさ

秋風に
たなびく雲の
絶え間より
もれ出づる月の
影のさやけさ
左京大夫顕輔

百人一首まめ知識

【秋風に】 秋風に吹かれて。

【たなびく】 雲や霞が横に長く引くこと。

【月の影】 月の光のこと。

【さやけさ】 清く澄んでいること。明るく明瞭なこと。

崇徳院《すとくいん》（77番参照）が企画し、14名の歌人の和歌を収めた『久安百首《きゅうあんひゃくしゅ》』にある秋の歌。

雲の切れ間から一瞬だけ差し込んだ月の美しさを詠んだ歌です。雲が流れ、刻々と移り変わる夜空。幽玄の美にも通じるような映像が脳裏に浮かびます。技巧を凝らさずシンプルな作りにすることで、作者の素直な感動がまっすぐ伝わってきます。

歌にある月の影とは、月の光のこと。「影」にはもともと「光」という意味がありましたが、そこから光に照らされてできる暗い部分を指すようになりました。

80

恋の歌

ながからむ《ん》　心《こころ》も知《し》らず　黒髪《くろかみ》の
乱《みだ》れて今朝《けさ》は　ものをこそ思《おも》へ

待賢門院堀河《たいけんもんいんのほりかわ》
（生没年不詳）

神祇伯《じんぎはく》・源顕仲《みなもとのあきなか》の娘で崇徳院の生母・待賢門院（鳥羽院の中宮・璋子《しょうし》）に仕えて「堀河」と呼ばれていた。歌の才能に恵まれていて「女房三十六歌仙」の一人に選ばれている。

あなたの私に対するお心が長く続くかもわからず、お会いして別れた今朝の私の心は、この黒髪のように乱れて思いにふけっております。

ながからむ
心も知らず
黒髪の
乱れて今朝は
ものをこそ思へ
待賢門院堀河

ながからむ
心も知らず
黒髪の
乱れて今朝は
ものをこそ思へ
待賢門院堀河

◉脳活文字レッスン

黒髪の
黒髪の

乱れて今朝は
乱れて今朝は

80番

ながからむ
心も知らず
黒髪の
乱れて今朝は
ものをこそ思へ
待賢門院堀河

ながからむ　心も知らず　黒髪の　乱れて今朝は　ものをこそ思へ

百人一首まめ知識

【ながからむ心】 末永く変わらないという恋人の心。
【乱れて】「黒髪の乱れ」と「心の乱れ」の両方を指す。
【ものをこそ思へ】 物思いにふけってしまう。

恋人と一夜を過ごした翌朝、男性から女性に後朝《きぬぎぬ》の歌を贈る習わしがありますが、この歌は「後朝の歌に対する女性からの返歌」という設定で詠まれました。崇徳院《すとくいん》の命で作られた『久安百首《きゅうあんひゃくしゅ》』のなかの一首です。

男性が「末永くあなたを思い続ける」といってくれても、その言葉をどこまで信じてよいかわからない女性。相手の心変わりを恐れて心が乱れてしまうさまを、乱れた黒髪に喩えて詠んでいます。寝乱れた黒髪は官能的な美しさを感じさせる一方、男性を待つことしかできない女性の不安な気持ちも想像させます。

81

夏の歌

ほととぎす　鳴《な》きつるかたを　眺《なが》むれば
ただ有明《ありあけ》の　月《つき》ぞ残《のこ》れる

後徳大寺左大臣《ごとくだいじのさだいじん》（一一三九～一一九一頃）

本名は藤原実定《ふじわらのさねただ》。百人一首の撰者、藤原定家のいとこ。詩歌・管弦に優れ、平安時代末期の平氏が栄えた時代に大臣の職に就いた。

ホトトギスが鳴いた方を眺めてみても、ホトトギスの姿は見えず、ただ明け方の月が淡く空に残っているばかりだった。

ほととぎす
鳴きつるかたを
眺むれば
ただ有明の
月ぞ残れる
後徳大寺左大臣

ほととぎす
鳴きつるかたを
眺むれば
ただ有明の
月ぞ残れる
後徳大寺左大臣

◉脳活文字レッスン

眺むれば

眺むれば

月ぞ残れる

月ぞ残れる

81番

ほととぎす　鳴きつるかたを　眺むれば　ただ有明の　月ぞ残れる

ほととぎす
鳴きつるかたを
眺むれば
ただ有明の
月ぞ残れる
後徳大寺左大臣

百人一首まめ知識

【鳴きつるかたを】鳴いた方角を。

【眺むれば】見てみれば。

ホトトギスは夏の初め頃に日本にやってくる渡り鳥。夏の到来を告げる鳥として、和歌によく詠まれました。当時の貴族の間では、ホトトギスの初音《はつね》（その季節に初めて鳴く声）を聞くのが風流な遊びとして流行しており、鳴き声を聞くために寝ずに待つこともあったそうです。

この歌では、ホトトギスの鳴き声が聞こえたので、その方角に目を向けると、空に有明の月が残っているだけだった、という出来事を詠んでいます。有明の月は、夜が明けた後も空に残っている月のこと。初音を待って夜を明かしたのでしょうか。聴覚（ホトトギスの鳴き声）から視覚（有明の月）へと転換しながらホトトギスの余韻を感じさせる、味わい深い一首です。

82

恋の歌

思《おも》ひわび　さても命《いのち》は　あるものを
憂《う》きに堪《た》へぬは　涙《なみだ》なりけり

つれない恋人を思い嘆きながら、それでも命はあるのに、つらさにこらえきれず、涙ばかりがたえずこぼれ落ちつづけることだなあ。

道因法師《どういんほうし》（一〇九〇〜一一八二）

本名は藤原敦頼《あつより》。80歳を過ぎてから出家し、晩年は比叡山に住んでいた。政治的な活躍はあまりなかったが、晩年になっても頻繁に歌会に出席するなど非常に歌に熱心であった。

思ひわび
さても命は
あるものを
憂きに堪へぬは
涙なりけり
道因法師

思ひわび
さても命は
あるものを
憂きに堪へぬは
涙なりけり
道因法師

◉脳活文字レッスン

憂きに堪へぬは

憂きに堪へぬは

涙なりけり

涙なりけり

82番

思ひわび　さても命は　あるものを　憂きに堪へぬは　涙なりけり

思ひわび
さても命は
あるものを
憂きに堪へぬは
涙なりけり

道因法師

百人一首まめ知識

【思ひわび】 思い悩み。恋の嘆きを表す。

【さても】 それでも。

【憂《う》きに堪へぬは】 つらさに耐えられないのは。

振り向いてくれない相手を思うつらさを詠んだ歌です。死んでしまいたいくらい嘆き苦しんでいるのに、命は耐えて生き永らえ、一方で涙は耐えきれず溢れてしまう……と命と涙を対比させています。

作者の道因法師は、和歌に非常に熱心だった人物。歌《うた》合《あわせ》（歌の優劣を競う会）で負けた時、泣いて判者を呆れさせたり、歌の上達を願って毎月大阪の住吉神社にお参りしていたり、数々のエピソードが残っています。道因法師の死後に編纂された『千載《せんざい》和歌《わか》集《しゅう》』に自身の和歌が18首選ばれた際は、撰者の夢に現れて泣いて喜んだとか。そのせいか、最終的に20首に増やして収載されたそうです。

83

離別の歌

世《よ》の中《なか》よ　道《みち》こそなけれ　思《おも》ひ入《い》る
山《やま》の奥《おく》にも　鹿《しか》ぞ鳴《な》くなる

この世の中にはつらいことから逃れられるような道などないのだ。思いつめて入った山の奥にも、鹿が物悲しく鳴いているのが聞こえる。

皇太后宮大夫俊成《こうたいごうぐうのだいぶしゅんぜい》
（一一一四～一二〇四）

本名は藤原俊成《ふじわらのとしなり》。百人一首の撰者、藤原定家の父にあたる。歌論書『古来風躰抄《こらいふうたいしょう》』を著し、余情妖艶の世界を歌の理想とした。

世の中よ
道こそなけれ
思ひ入る
山の奥にも
鹿ぞ鳴くなる
皇太后宮大夫俊成

世の中よ
道こそなけれ
思ひ入る
山の奥にも
鹿ぞ鳴くなる
皇太后宮大夫俊成

◉脳活文字レッスン

世の中よ

世の中よ

鹿ぞ鳴くなる

鹿ぞ鳴くなる

83番

世の中よ　道こそなけれ　思ひ入る　山の奥にも　鹿ぞ鳴くなる

世の中よ
道こそなけれ
思ひ入る
山の奥にも
鹿ぞ鳴くなる
皇太后宮大夫俊成

百人一首まめ知識

【道こそなけれ】（悲しみから逃れる）方法などないものだ。
【思ひ入る】思いつめる。「山に入る」を掛けている。
【山の奥にも】（俗世から離れた）山奥でも。

皇太后宮大夫俊成こと藤原俊成がこの歌を詠んだのは27歳の時。平安時代末期の動乱期で、世の中を憂い、出家する人が多くいました。俊成の友人・佐藤義清《のりきよ》も出家して西《さい》行《ぎょう》法師となっています。

俊成自身も真剣に出家を考えましたが、俗世を離れた山奥で哀愁を帯びた鹿の鳴き声を聞き、どこにいても悲しみからは逃れられないのだと悟り、思いとどまります。

俊成は和歌の道を極めることを決意。その後は多くの歌《うた》合《あわせ》（歌の優劣を競う会）の判者を務め、指導者として後進を育てたほか、『千載《せんざい》和《わ》歌集《かしゅう》』の撰者としても活躍しました。

84

離別の歌

ながらへ《え》ば　またこの頃《ごろ》や　しのばれむ《ん》
憂《う》しと見《み》し世《よ》ぞ　今《いま》は恋《こい》しき

藤原《ふじわらの》清輔《きよすけ》朝臣《あそん》（一一〇四～一一七七）

百人一首79番の藤原顕輔の次男だったが、父とは仲が悪く、若い頃は不遇だった。その後、評価が高くなり、博学で、歌学に優れて、王朝歌学の大成者といわれている。

この先も生き永らえたら、やはり今この時が思い出されるのだろうか。つらく苦しいと思った世の中も、今では懐かしく思われるのだから。

ながらへば
またこの頃や
しのばれむ
憂しと見し世ぞ
今は恋しき
藤原清輔朝臣

ながらへば
またこの頃や
しのばれむ
憂しと見し世ぞ
今は恋しき
藤原清輔朝臣

◉脳活文字レッスン

憂しと見し世ぞ
憂しと見し世ぞ

今は恋しき
今は恋しき

84番

ながらへば　またこの頃や　しのばれむ　憂しと見し世ぞ　今は恋しき

ながらへば
またこの頃や
しのばれむ
憂しと見し世ぞ
今は恋しき
藤原清輔朝臣

百人一首まめ知識

【ながらへば】生き永らえたならば。

【この頃やしのばれむ】今この時が懐かしく思い出されるのだろうか。「や」は軽い疑問を表す。

【憂しと見し世ぞ】つらいと思っていた時期が。

作者の藤原清輔朝臣は、平安時代末期の歌壇において指導的地位にいた人物ですが、若い頃は不遇な日々を過ごしたことで知られています。

歌道の家系に生まれながらも、父親である藤原顕輔《あきすけ》（79番参照）との折り合いが悪く、歌の才能を認めてもらえなかった清輔。父親が撰者となってまとめていた勅撰和歌集『詞花和歌集』には、清輔の歌は一首も入りませんでした。後ろ盾がない清輔は、なかなか出世もできず…この歌からも、そんな苦しい時期を過ごした清輔の悲哀が感じられるようです。

85

恋の歌

夜《よ》もすがら　もの思《おもうころ》ふ頃は　明《あ》けやらで
ねやのひまさへ《え》　つれなかりけり

俊恵法師《しゅんえほうし》
（一一一三～没年不詳）

源経信《つねのぶ》の孫、源俊頼《としより》の息子で、三代続けて百人一首に歌が選ばれている。奈良・東大寺の僧で、京都白川の自身の坊を「歌林苑《かりんえん》」と名付け、歌会などを催した。

一晩中、愛おしい人を思い続けるこの頃、「早く朝になってほしい」と思うけれど明けきらずに、なかなか白んでこない寝室の戸のすきままでもが、無情に思われることだ。

夜もすがら
もの思ふ頃は
明けやらで
ねやのひまさへ
つれなかりけり
俊恵法師

夜もすがら
もの思ふ頃は
明けやらで
ねやのひまさへ
つれなかりけり
俊恵法師

◉脳活文字レッスン

夜もすがら

夜もすがら

もの思ふ頃は

もの思ふ頃は

85番

夜もすがら　もの思ふ頃は　明けやらで　ねやのひまさへ　つれなかりけり

夜もすがら
もの思ふ頃は
明けやらで
ねやのひまさへ
つれなかりけり
俊恵法師

百人一首まめ知識

【夜《よ》もすがら】一晩中。
【もの思ふ頃は】（恋人のことで）思い悩んでいるこの頃は。
【明けやらで】夜が明けきらないで。
【ねやのひま】寝室の板戸の隙間。

作者の俊恵法師は男性ですが、女性になりきってこの歌を詠んでいます。

会いに来てくれない恋人を思い、眠れない夜を過ごす女性の歌です。「もの思ふ頃」の「頃」には「この頃」という意味があり、眠れない夜が何日も続いていることを表しています。早く朝が来てほしいと思っても寝室の板戸の隙間から光は差してこず、悶々とするばかり。恋人だけでなく、その隙間すら薄情に思えてくる……という歌です。板戸の隙間を擬人化しているのが、この歌のユニークなところです。

86

恋の歌

なげけとて　月《つき》やは物《もの》を　思《おも》はする
かこち顔《かお》なる　わが涙《なみだ》かな

「嘆け」と言って、月は私に物思いにふけさせるのか、いや、そうではない。つれない恋人のせいだ。それなのに月のせいにして、恨めしそうな顔つきで流れ落ちる私の涙よ。

西行法師《さいぎょうほうし》
（一一一八〜一一九〇）

俗名を佐藤義清《のりきよ》。鳥羽上皇に北面の武士として仕えていたが、23歳の時に出家する。出家後は、陸奥や四国・中国などを旅して数々の歌を詠んだ。歌集に『山家集』がある。

なげけとて
月やは物を
思はする
かこち顔なる
わが涙かな
西行法師

なげけとて
月やは物を
思はする
かこち顔なる
わが涙かな
西行法師

◉脳活文字レッスン

月やは物を
月やは物を

かこち顔なる
かこち顔なる

86番

なげけとて
月やは物を
思はする
かこち顔なる
わが涙かな

西行法師

なげけとて　月やは物を　思はする　かこち顔なる　わが涙かな

百人一首まめ知識

【なげけとて】嘆けと言って。

【月やは物を思はする】月が物思いにふけらせるのだろうか。いやそうではない。「やは～する」は反語の意味。

【かこち顔】～のせいだという（恨めしそうな）顔。

「月の前の恋」というテーマで詠まれた歌です。月を見て涙を流す自分。その理由は恋のせいだとわかっているけれど、「月が私に嘆けと言って物思いをさせているのだろうか」と、月のせいにしたくなる気持ちを詠んでいます。涙が、そうだといわんばかりにこぼれ落ちていく……と、月と涙をどちらも擬人化して表現しています。まるで涙を流す自分との距離をとり、外側から眺めているかのように感じさせます。

西行法師は月と花（桜）をこよなく愛した歌人。月を見て涙を流す歌は、このほかにも多く残っています。

87

秋の歌

むらさめの　露《つゆ》もまだひぬ　まきの葉《は》に
霧《きり》たちのぼる　秋《あき》の夕暮《ゆうぐ》れ

寂蓮法師《じゃくれんほうし》
（一一三九〜一二〇二）

にわか雨が通り過ぎていった後、まだその滴も乾いていない杉や檜の葉から、霧が白く沸き上がっている秋の夕暮れ時である。

俗名は藤原定長《さだなが》。30歳過ぎに出家し、全国を渡り歩いた後に嵯峨野に住み移る。『新古今和歌集』の撰者に命じられたが、病気で没したため撰者にはなれなかった。

むらさめの
露もまだひぬ
まきの葉に
霧たちのぼる
秋の夕暮れ
寂蓮法師

むらさめの
露もまだひぬ
まきの葉に
霧たちのぼる
秋の夕暮れ
寂蓮法師

●脳活文字レッスン

まきの葉に
まきの葉に

秋の夕暮れ
秋の夕暮れ

87番

むらさめの　露もまだひぬ　まきの葉に　霧たちのぼる　秋の夕暮れ

むらさめの
露もまだひぬ
まきの葉に
霧たちのぼる
秋の夕暮れ
寂蓮法師

百人一首まめ知識

【むらさめ】にわか雨。

【まだひぬ】まだ乾かない。

【まき】真木。杉やヒノキなどの常緑樹のこと。

【霧《きり》】秋に用いられる。同じものを春は霞、秋は霧という。

秋の夕暮れの美しい景色を詠んだ歌です。にわか雨が通り過ぎた後、山の木々から霧が白く立ちのぼっていく様子を詠んでいます。

秋の山というと赤や黄色の色鮮やかな紅葉《もみじ》が詠まれることが多いですが、あえて「まき」を選ぶことで、モノクロの水墨画のような世界が描かれています。上の句ではまきの葉に焦点を合わせ、下の句ではそこからカメラが引いていくように、木々から立ちのぼる霧に焦点が移っているのも見事な技巧の一つ。思わず動画のように動きのある絵を思い浮かべてしまうでしょう。

88

恋の歌

難波江《なにわえ》の　葦《あし》のかりねの　ひとよゆゑ《え》
みをつくしてや　恋《こ》ひわたるべき

皇嘉門院別当《こうかもんいんのべっとう》
（生没年不詳）

難波に生えている葦《あし》の、その刈り根の一節のように短い一夜をともに過ごしたせいで、澪標《みおつくし》のように、この身をささげつくして恋をしつづけなければならないのだろうか。

太皇太后宮亮《たいこうたいごうぐうのすけ》源俊隆《としたか》の娘で崇徳院皇后（皇嘉門院）聖子《せいし》に仕えた女房だった。生没年や本名は不詳だが、1181年に出家して尼になったことが記録に残されている。

難波江の
葦のかりねの
ひとよゆゑ
みをつくしてや
恋ひわたるべき
皇嘉門院別当

難波江の
葦のかりねの
ひとよゆゑ
みをつくしてや
恋ひわたるべき
皇嘉門院別当

◉脳活文字レッスン

難波江の

難波江の

葦のかりねの

葦のかりねの

88番

難波江の　葦のかりねの　ひとよゆゑ　みをつくしてや　恋ひわたるべき

難波江の
葦のかりねの
ひとよゆゑ
みをつくしてや
恋ひわたるべき

皇嘉門院別当

百人一首まめ知識

【難波江《なにわえ》】大阪湾の入江。かつて葦の群生地だった。

【かりね】葦の「刈り根」と旅の「仮寝《かりね》」の掛詞。

【ひとよ】葦の「一節《ひとよ》」と旅の「一夜」の掛詞。

【みをつくし】「澪標《みおつくし》」と「身を尽くし（身を滅ぼす）」の掛詞。澪標は、海の浅瀬に立てられる杭で船の目印となる。

【わたる】〜し続ける。長く続くこと。


旅先で一夜を共にした相手を恋慕い続けてしまう切ない歌です。難波江は、19番に出てくる難波潟と同じ場所を指します。当時、葦の群生地であり、遊女が多くいる地でもありました。

この歌は、遊女の身になって詠んだものだといわれており、はかない関係しか結べない哀しみや嘆きが表現されています。

89

恋の歌

玉《たま》の緒《お》よ　絶《た》えなば絶《た》えね　長《なが》らへ《え》ば
忍《しの》ぶることの　弱《よわ》りもぞする

私の命よ、絶えてしまうならば絶えてしまえ。生き永らえしまうと、胸の内に秘める力が弱まって、秘めていられなくなってしまうと困るから。

式子内親王《しょくしないしんのう》
（生年不詳～一二〇一）

後白河院の第三皇女で、「大炊御門斎院《おおいのみかどいつき》」と称され、賀茂斎院《かもさいいん》などを務めた。新古今和歌集時代の代表的な女流歌人。藤原定家と恋愛関係にあったという説もある。

玉の緒よ
絶えなば絶えね
長らへば
忍ぶることの
弱りもぞする
式子内親王

玉の緒よ
絶えなば絶えね
長らへば
忍ぶることの
弱りもぞする
式子内親王

◉脳活文字レッスン

玉の緒よ

玉の緒よ

忍ぶることの

忍ぶることの

89番

玉の緒よ　絶えなば絶えね　長らへば　忍ぶることの　弱りもぞする

玉の緒よ
絶えなば絶えね
長らへば
忍ぶることの
弱りもぞする
式子内親王

百人一首まめ知識

【玉の緒《たまお》】ここでは命のこと。

【絶えなば絶えね】絶えるなら絶えてしまえ。

【長らへば】生き永らえてしまうと。


命に代えても秘密の恋を守り抜くという強い意志を感じさせる歌です。「命が絶えるなら絶えてしまえばいい」と激しい感情を露わにする一方、「生き永らえれば思いを秘めていられなくなる」という弱さも覗かせ、揺れ動く気持ちを表現しています。

作者の式子内親王は、10代の頃を加茂神社の祭神に仕える斎院《さいいん》として過ごした人物。斎院は未婚の皇女の中から占いで選ばれ、恋愛をしてはいけない決まりがありました。

この歌は「しのぶ恋」をテーマに架空の恋を詠んだものですが、式子内親王の経歴から、実体験ではないかと人々の想像をかきたてました。

90

恋の歌

見《み》せばやな　雄島《おじま》のあまの　袖《そで》だにも
濡《ぬ》れにぞ濡《ぬ》れし　色《いろ》は変《かわ》らず

殷富門院大輔《いんぷもんいんのたいふ》
（一一三一頃～一二〇〇頃）

従五位下・藤原信成の娘で、後白河天皇の第一皇女・亮子内親王に仕えた。非常にたくさんの歌を詠み、「千首大輔」といわれていた。1192年に殷富門院に従って出家し、尼となった。

あなたにお見せしたいものだ。雄島の漁師の袖さえ、いくら濡れても色は変わらないというのに、血の涙に濡れて色が変わってしまった私の袖を。

見せばやな
雄島のあまの
袖だにも
濡れにぞ濡れし
色は変はらず
殷富門院大輔

見せばやな
雄島のあまの
袖だにも
濡れにぞ濡れし
色は変はらず
殷富門院大輔

◉脳活文字レッスン

雄島のあまの

雄島のあまの

色は変はらず

色は変はらず

90番

見せばやな　雄島のあまの　袖だにも　濡れにぞ濡れし　色は変はらず

見せばやな
雄島のあまの
袖だにも
濡れにぞ濡れし
色は変はらず
殷富門院大輔

百人一首まめ知識

【見せばやな】見せたいものだ。
【雄島《おじま》】現在の宮城県松島にある島の一つ。
【あま】漁師。漁夫。
【袖だにも】袖さえも。

かつて源重之《しげゆき》（48番参照）が詠んだ「松島《まつしま》や雄島《おじま》の磯《いそ》にあさりせしあまの袖《そで》こそかくはぬれしか（雄島の漁師の袖くらいだろう、私の袖のように濡れているのは）」という歌を踏まえて詠まれました。
重之の歌では「（つらい恋で）着物の袖が漁師の袖のように濡れている」としていますが、この歌では「漁師の袖でさえ色は変わらないのに（私の袖は色が変わっている）」としています。色が変わるのは、血の涙を流すほど泣き続けているから。当時、深い嘆きを表す言葉として「血の涙」が用いられました。

91

秋の歌

きりぎりす　鳴《な》くや霜夜《しもよ》の　さむしろに
衣《ころも》かたしき　ひとりかも寝《ね》む

後《ご》京《きょう》極《ごく》摂《せっ》政《しょう》前《さきの》太政大臣
（一一六九～一二〇六）

本名は藤原良経。関白藤原兼実の子で、摂政・太政大臣になったが38歳で急死。幼い頃から秀才で、10代の頃に詠んだ歌が『千載《せんざい》和歌集』に七首、掲載されている。

こおろぎが鳴いている、こんな霜の降る寒い夜に、むしろの上に衣の片袖を自分で敷いて、私はただ一人で寝るのだろうか。

きりぎりす
鳴くや霜夜の
さむしろに
衣かたしき
ひとりかも寝む
後京極摂政前太政大臣

きりぎりす
鳴くや霜夜の
さむしろに
衣かたしき
ひとりかも寝む
後京極摂政前太政大臣

◉脳活文字レッスン

鳴くや霜夜の

鳴くや霜夜の

衣かたしき

衣かたしき

きりぎりす
鳴くや霜夜の
さむしろに
衣かたしき
ひとりかも寝む
後京極摂政前太政大臣

91番

きりぎりす　鳴くや霜夜の　さむしろに　衣かたしき　ひとりかも寝む

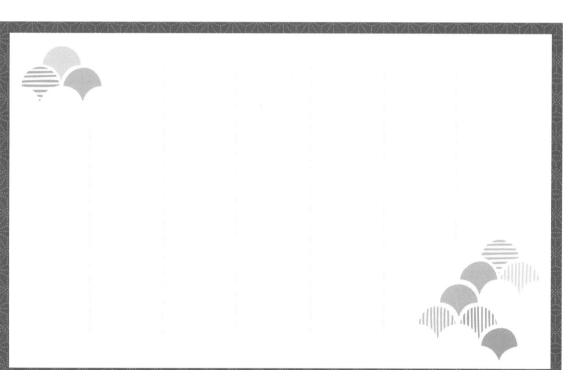

百人一首まめ知識

【きりぎりす】 こおろぎ。

【さむしろ】 藁などで編んだ敷物。「寒し」を掛けている。

【衣かたしき】 着物の片袖だけを敷くこと。一人寝のこと。

【ひとりかも寝む】 一人で寝るのだろうか。

一人寝の寂しさを詠んだ歌です。当時、男女が一緒に寝る時は互いの着物の袖を枕代わりに敷いていました。しかし、「衣かたしき」は片方しか敷いていない、つまり恋人は隣にいないことを意味します。「きりぎりす」はこおろぎのことで、その鳴き声は秋の物悲しさを思わせ、「霜夜《しもよ》」「さむしろ」も寂しさや侘しさをかきたてる言葉です。

作者の後京極摂政前太政大臣こと藤原良経《よしつね》は、この歌を作る前に妻に先立たれており、その悲しみが伝わってくるような一首です。

92

恋の歌

わが袖《そで》は　潮干《しおひ》に見《み》えぬ　沖《おき》の石《いし》の
人《ひと》こそ知《し》らね　かわく間《ま》もなし

二条院讃岐《にじょういんのさぬき》（一一四二～一二一七）

源頼政《みなもとのよりまさ》の娘。二条院に仕えた後、藤原重頼と結婚し、後鳥羽天皇の中宮・宜秋門院任子《ぎしゅうもんいんにんし》にも仕えた。その後、出家している。

私の袖は、干潮の時でも見えない沖の石のように、ほかの人は知らないが、涙で濡れて乾くひまもない。

わが袖は
潮干に見えぬ
沖の石の
人こそ知らね
かわく間もなし
二条院讃岐

わが袖は
潮干に見えぬ
沖の石の
人こそ知らね
かわく間もなし
二条院讃岐

◉脳活文字レッスン

潮干に見えぬ
潮干に見えぬ

沖の石の
沖の石の

92番

わが袖は　潮干に見えぬ　沖の石の　人こそ知らね　かわく間もなし

わが袖は
潮干に見えぬ
沖の石の
人こそ知らね
かわく間もなし

二条院讃岐

百人一首まめ知識

【潮干《しおひ》】 引き潮。

【沖《おき》の石《いし》】 沖合に沈む石。

【人こそ知らね】 人は知らないでしょうけれど。

【かわく間もなし】 （涙で濡れて）乾く暇もない。

「石に寄せる恋」という一風変わったテーマで詠まれた歌。引き潮の時でさえ海の中にある「沖の石」を「わが袖」に重ね、どちらも濡れたままで乾く暇がないのだと詠んでいます。海岸から離れた沖合の海の底に沈んだ石や、乾くことのない着物の袖から、誰の目にも触れることのない、つらい秘密の恋を連想させせます。

この歌は、和泉式部《いずみしきぶ》（56番参照）が詠んだ「わが袖は 水の下《した》なる 石なれや 人に知られで 乾く間もなし（私の袖は水の下にある石なのだろうか。ほかの人に知られないで、乾く暇もない）」を踏まえた歌だといわれています。

93

旅の歌

世《よ》の中《なか》は　常《つね》にもがもな　渚《なぎさ》こぐ
あまの小舟《おぶね》の　綱手《つなで》かなしも

鎌倉右大臣《かまくらのうだいじん》
（一一九二～一二一九）

鎌倉幕府を開いた源頼朝の次男、源実朝のこと。1203年、12歳で3代鎌倉幕府将軍となったが、28歳になった1219年、鶴岡八幡宮への参拝時に甥の公暁《くぎょう》に暗殺された。

世の中は変わらないものであってほしい。渚を漕ぐ漁師が小舟を綱で引いていく様子が切なく感じられることだなあ。

世の中は
常にもがもな
渚こぐ
あまの小舟の
綱手かなしも
鎌倉右大臣

世の中は
常にもがもな
渚こぐ
あまの小舟の
綱手かなしも
鎌倉右大臣

◉脳活文字レッスン

渚こぐ
渚こぐ

綱手かなしも
綱手かなしも

93番

世の中は　常にもがもな　渚こぐ　あまの小舟の　綱手かなしも

世の中は
常にもがもな
渚こぐ
あまの小舟の
綱手かなしも
鎌倉右大臣

百人一首まめ知識

【世の中】今、自分が生きている世界のこと。
【常にもがもな】永遠に変わらないでいてほしい。
【渚《なぎさ》】波打ち際。
【あま】漁師。漁夫。
【綱手《つなで》】舟を引いて陸に上げるため、舟の先端につけた綱。
【かなしも】心が動かされるなあ。「も」は詠嘆の意味。

漁師が小舟を綱で引く。そんな日常の営みを愛おしく思い、その光景がいつまでも続くことを願った歌です。
鎌倉右大臣こと源実朝は、12歳の若さで第三代将軍となった人物。優れた歌人でもあり、藤原定家《ていか》に和歌を学んでいました。わずか28歳で暗殺されたことを思うと、「常にもがもな（永遠に変わらないでいてほしい）」と願う言葉が、より切実に胸に迫ってきます。

94

秋の歌

み吉野《よしの》の　山《やま》の秋風《あきかぜ》　小夜《さよ》ふけて
ふるさと寒《さむ》く　衣《ころも》うつなり

参議雅経《さんぎまさつね》
（一一七〇～一二二一）

藤原雅経のこと。後鳥羽院に気に入られ、『新古今和歌集』の撰者の一人となる。蹴鞠の才能があり、のちに、蹴鞠の名門である「飛鳥井流」を立ち上げている。

奈良の吉野の山に、秋風が吹きわたる。夜がふけて、かつての都には寒々と衣を打つ音が聞こえてくる。

み吉野の
山の秋風
小夜ふけて
ふるさと寒く
衣うつなり

参議雅経

み吉野の
山の秋風
小夜ふけて
ふるさと寒く
衣うつなり

参議雅経

◉脳活文字レッスン

み吉野の

み吉野の

ふるさと寒く

ふるさと寒く

み吉野の
山の秋風
小夜ふけて
ふるさと寒く
衣うつなり

参議雅経

94番

み吉野の　山の秋風　小夜ふけて　ふるさと寒く　衣うつなり

百人一首まめ知識

【み吉野《よしの》】吉野。「み」は美称の接頭語。

【ふるさと】古都。

【衣《ころも》うつなり】衣を打つ音が聞こえてくるという意味。

秋の物悲しい風情が感じられる歌です。「衣うつ」とは、布を柔らかくしたり光沢を出したりするために、石や木の台の上に布を広げ、砧《きぬた》という道具で叩くことを意味します。寒い冬の夜、その音が静かな吉野の里に響き渡っている、という侘しい風景を詠んでいます。吉野はかつて離宮があったものの寂れてしまった場所。そのことが、より物悲しさを感じさせます。

この歌は、坂上是則《さかのうえのこれのり》（31番参照）が詠んだ「み吉野の山の白雪《しらゆき》つもるらし ふるさと寒く なりまさりけり（吉野の山では白雪が降り積もっているらしい。古都・奈良では寒さが増している）」を踏まえて詠まれました。

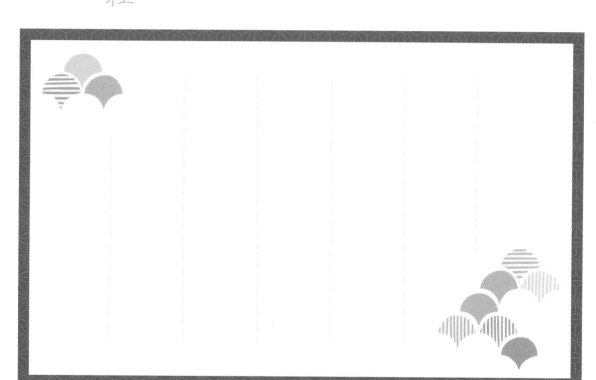

95

雑の歌

おほ《お》けなく　うき世《よ》の民《たみ》に　おほ《お》ふ《う》かな
わがたつ杣《そま》に　すみぞめの袖《そで》

身の程知らずのことだが、このつらい浮世を生きる人々を包みこもう。この比叡の山に住みはじめた私の、墨染めの袖で。

前大僧正慈円《さきのだいそうじょうじえん》
（一一五五～一二二五）

76首目の藤原忠通の子。13歳で出家し、37歳の時に天台宗の座主になる。法名が慈円でおくり名が慈鎮。日本初の歴史論集『愚管抄』の作者。

おほけなく
うき世の民に
おほふかな
わがたつ杣に
すみぞめの袖
前大僧正慈円

おほけなく
うき世の民に
おほふかな
わがたつ杣に
すみぞめの袖
前大僧正慈円

◉脳活文字レッスン

うき世の民に
うき世の民に

わがたつ杣に
わがたつ杣に

おほけなく
うき世の民に
おほふかな
わがたつ杣に
すみぞめの袖
前大僧正慈円

95番

おほけなく　うき世の民に　おほふかな　わがたつ杣に　すみぞめの袖

百人一首まめ知識

【おほけなく】 身の程知らずにも。謙遜の意味。
【うき世】 つらい世の中。
【わがたつ杣《そま》】 比叡山のこと。
【すみぞめの袖】 僧侶が着る墨染めの法衣の袖。「住み初め（住み始めること）」と掛けている。

この歌が詠まれたのは、平安時代の末期。戦や伝染病の蔓延、飢饉などが起こり、世の中は動乱の渦中にありました。前大僧正慈円は、墨染めの袖（法衣の袖）を覆いかけるようにして苦しむ人々を守り、救いたいと思い、この歌を詠みました。「おほけなく」は謙遜の意味。まだ若輩者である身をへり下っていますが、僧侶としての使命感や決意が伝わってきます。

慈円はその後、比叡山延暦寺の最高位の僧である天台《てんだい》座《ざ》主《す》まで上りつめました。

96

雑の歌

花《はな》さそふ《う》　あらしの庭《にわ》の　雪《ゆき》ならで
ふりゆくものは　我《わ》が身《み》なりけり

入道前太政大臣《にゅうどうさきのだじょうだいじん》
（一一七一～一二四四）

藤原公経《きんつね》のこと。後鳥羽院らが幕府転覆を企てた承久の乱の時に幽閉されたが、幕府に朝廷の動きを知らせた功により、太政大臣まで上ぼりつめ、権力を誇った。

桜の花を誘って吹き散らす嵐の日の庭は、花びらがまるで雪のように降っているが、実は老いて古（ふ）りゆくのは、私自身であることだ。

花さそふ
あらしの庭の
雪ならで
ふりゆくものは
我が身なりけり
入道前太政大臣

花さそふ
あらしの庭の
雪ならで
ふりゆくものは
我が身なりけり
入道前太政大臣

◉脳活文字レッスン

あらしの庭の
あらしの庭の
我が身なりけり
我が身なりけり

96番

花さそふ
あらしの庭の
雪ならで
ふりゆくものは
我が身なりけり

入道前太政大臣

花さそふ　あらしの庭の　雪ならで　ふりゆくものは　我が身なりけり

百人一首まめ知識

【花さそふ】 嵐（強い風）が桜の花を誘って散らすという意味。

【雪ならで】 雪ではなくて。落花を雪に見立てている。

【ふりゆく】「降りゆく」と「古りゆく（老いる）」の掛詞。

入道前太政大臣こと藤原公《きん》経《つね》は、太政大臣にまで上りつめ、栄華を極めた人物。しかし、そんな身でも満開の桜が散っていくように老いていくことを詠んだ歌です。咲き誇る桜の花びらが雪のように庭に降る美しい情景と、老いることの寂しさや命のはかなさが、対照的に表現されています。

ちなみに京都にある金閣寺は、権力と財力を手にした公経が別荘として構えたもの。当時は西園寺《さいおんじ》という名だったため、公経は西園寺公経とも呼ばれました。のちに足利義満の手に渡り、金閣寺（鹿苑寺《ろくおんじ》）となりました。

97

恋の歌

来《こ》ぬ人《ひと》を　まつほの浦《うら》の　夕《ゆう》なぎに
焼《や》くや藻塩《もしお》の　身《み》もこがれつつ

権中納言《ごんちゅうなごん》定家《ていか》
（一一六二～一二四一）

『小倉百人一首』を選んだ藤原定家のこと。平安末期の大歌人藤原俊成の子として生まれ、正二位・権中納言まで出世した。叙情的な作品を得意とし、「有心体」という表現スタイルを確立した。

いつまで経っても来ない恋人を待っております。松帆の浦の夕凪の時に焼く藻塩のように、私の身も恋い焦がれながら。

来ぬ人を
まつほの浦の
夕なぎに
焼くや藻塩の
身もこがれつつ

権中納言定家

来ぬ人を
まつほの浦の
夕なぎに
焼くや藻塩の
身もこがれつつ

権中納言定家

◉脳活文字レッスン

来ぬ人を

来ぬ人を

焼くや藻塩の

焼くや藻塩の

97番

来ぬ人を　まつほの浦の　夕なぎに　焼くや藻塩の　身もこがれつつ

来ぬ人を
まつほの浦の
夕なぎに
焼くや藻塩の
身もこがれつつ

権中納言定家

百人一首まめ知識

【まつほの浦の】 淡路島の北端にある海岸。「松帆」と書く。「待つ」を掛けている。

【夕なぎ】 夕方に風が止んだ状態。

【藻塩《もしお》】 海藻を焼いたものを水に溶かし、煮つめて作る塩のこと。

会いに来ない男性を待ち続ける女性の苦しく切ない心情を詠んだ歌です。

夕暮れ時は通常なら男性が女性のもとを訪れる時間帯。しかし、恋人は一向に訪れません。夕なぎは無風状態のことであり、物事が進展しないことを暗示しているようです。そんななか、女性は藻塩が焼け焦げるように、その身を焦がすように恋人を待っています。

この歌は、『万葉集』の「明石にいる男性が、まつほの浦にいる海人《あま》の乙女に恋焦がれる」という内容の長歌を踏まえて作られました。

98

夏の歌

風《かぜ》そよぐ　ならの小川《おがわ》の　夕暮《ゆうぐ》れは
みそぎぞ夏《なつ》の　しるしなりける

従二位家隆《じゅにいいえたか》
（一一五八～一二三七）

風が吹いてそよそよと楢《なら》の葉が鳴る楢の小川（上賀茂神社の小川）の夕暮れに秋の気配を感じるけども、みそぎが行われているのが夏の証であることだ。

藤原家隆のこと。従二位宮内卿にまで昇進した。後鳥羽院の時代の代表的な歌人である寂蓮法師の家に婿として入り、藤原俊成に歌を学んだ。

風そよぐ
ならの小川の
夕暮れは
みそぎぞ夏の
しるしなりける
従二位家隆

風そよぐ
ならの小川の
夕暮れは
みそぎぞ夏の
しるしなりける
従二位家隆

◉脳活文字レッスン

風そよぐ

風そよぐ

みそぎぞ夏の

みそぎぞ夏の

風そよぐ　ならの小川の　夕暮れは　みそぎぞ夏の　しるしなりける

風そよぐ
ならの小川の
夕暮れは
みそぎぞ夏の
しるしなりける
従二位家隆

百人一首まめ知識

【ならの小川】 京都の上賀《かみが》茂《も》神社に流れる御手洗川《みたらしがわ》のこと。「楢《なら》の木」を掛けている。

【みそぎ】 六月祓《みなづきばらえ》のこと。

【しるし】 証拠。

従二位家隆こと藤原家隆が、屏風に描かれた絵を見て詠んだ歌です。夏から秋へと季節が移り変わる頃の、爽やかな風景を詠んでいます。

歌に出てくる「みそぎ」とは、6月の終わりに行われる六月祓《みなづきばらえ》のこと。六月祓とは、川の水などで身を清め、その年の前半の罪や穢れを川に流す夏の行事。その翌日から、暦の上では秋となります。ただしこれは旧暦での話で、現代では8月にあたります。

涼しげな風がならの小川（御手洗川）に吹き、楢の葉をそよがせている。その光景は秋の気配を感じさせるのに、暦の上ではまだ夏。夏と秋が同時にあるような不思議な感覚を切り取った一首です。

99

雑の歌

人《ひと》も惜《お》し　人《ひと》も恨《うら》めし　あぢ《じ》きなく
世《よ》を思《おもう》ふゆゑ《え》に　もの思《おもう》ふ身《み》は

後鳥羽院《ごとばいん》
（一一八〇～一二三九）

人間が愛おしくも、恨めしくも思われる。つまらない世の中だと思うために、もの思いにふけるこの私には。

5歳で即位し、19歳で位を譲り院政を敷いたが、幕府と対立し、承久の乱の後、隠岐へ流された。歌会に熱心で藤原定家らに『新古今和歌集』の編纂を命じた

人も惜し
人も恨めし
あぢきなく
世を思ふゆゑに
もの思ふ身は
後鳥羽院

人も惜し
人も恨めし
あぢきなく
世を思ふゆゑに
もの思ふ身は
後鳥羽院

◉脳活文字レッスン

人も惜し
人も惜し

もの思ふ身は
もの思ふ身は

人も惜し
人も恨めし
あぢきなく
世を思ふゆゑに
もの思ふ身は

後鳥羽院

99番

人も惜し　人も恨めし　あぢきなく　世を思ふゆゑに　もの思ふ身は

百人一首まめ知識

【惜し】愛おしい。

【あぢきなく】面白くなく。苦々しく。

【世を思ふ】世間のことを思い煩う。

【もの思ふ】いろいろと思い悩む。

この歌は後鳥羽院が33歳の時に詠まれました。19歳で上皇となり、院政を敷いて権力を握っていた後鳥羽院。しかし、貴族の時代から武士の時代へと移ろうとしていた時期にあって、ままならないことも多かったのでしょう。人に対して愛憎入り混じる複雑な思いを抱えながら、孤独に苦悩する為政者の姿が見えてくるような一首です。

この歌が詠まれてから九年後、後鳥羽院は、鎌倉幕府を討って上皇中心の政治を取り戻すために承久《じょうきゅう》の乱を起こしますが、あえなく敗れ、隠岐に流されてしまいます。

100

雑の歌

百敷《ももしき》や　古《ふる》き軒端《のきば》の　しのぶにも
なほ《お》あまりある　昔《むかし》なりけり

順徳院《じゅんとくいん》
（一一九七〜一二四二）

後鳥羽天皇の第三皇子で、14歳で第84代の天皇に即位した。のちに、父の後鳥羽院と共に企てた承久の乱に敗れ、佐渡へと流され、46歳で死去した。

宮中の古い軒先から生えているしのぶ草を見ていても、しのびつくせないほど思い慕われてくるのは、古きよき時代のことだよ。

百敷や
古き軒端の
しのぶにも
なほあまりある
昔なりけり
順徳院

百敷や
古き軒端の
しのぶにも
なほあまりある
昔なりけり
順徳院

◉脳活文字レッスン

百敷や

百敷や

昔なりけり

昔なりけり

百敷や
古き軒端の
しのぶにも
なほあまりある
昔なりけり

順徳院

百敷や　古き軒端の　しのぶにも　なほあまりある　昔なりけり

百人一首まめ知識

【百敷や】宮中のこと。
【軒端《のきば》】軒の端。
【しのぶ】しのぶ草。「偲ぶ」を掛けている。
【昔】朝廷が栄えていた頃。

父親である後鳥羽院《ごとばいん》（99番参照）とともに承久《じょうきゅう》の乱で戦い、敗れた順徳院。この歌は、承久の乱が起こる5年前、鎌倉幕府が成立してしばらく経ち、朝廷と幕府の緊張が高まっていた頃に詠まれました。

華やかだった宮中は古び、もはや建物の軒の端にしのぶ草が生えている……そんな荒れ果てた光景を目にしながら、貴族の没落を悲しみ、かつての栄華を懐かしんでいます。

百人一首は、天智天皇・持統天皇という二人の天皇の歌に始まり、後鳥羽院・順徳院の歌で幕を下ろします。撰者の藤原定家は、そこにどんな思いを込めたのでしょうか。

著・手本　中山《なかやま》　佳子《よしこ》

一般社団法人書道能力開発協会理事長。株式会社フィールドデザイン代表取締役
「日・タイ修好130周年」事業認定のコンケン大学での書道イベント、京都でのジュニア書道展覧会など、書の普及活動を幅広く展開する。フジテレビ『芸能界特技王決定戦 TEPPEN』書道審査員、関西テレビ「よーいドン！サタデー」での美文字指南などのテレビ出演や、書籍の執筆、全国での講演活動も行う。表参道、渋谷、京都などでの書道個展10回。
トヨタ自動車で培ったビジネススキルを提供する企業研修会社「フィールドデザイン」の経営、早稲田大学大学院での武道、武士道研究、さらに戦国時代を題材にした舞台「戦影恋歌」（渋谷伝承ホール）シリーズの総合プロデュースを複数手掛けるなど、日本文化の継承と社会の発展を目指す。著書に、『大人のたしなみ美しいペン字練習帳』（朝日新聞出版）、『大判心を整える般若心経練習帳』（西東社）他。

脳科学監修　篠原《しのはら》　菊紀《きくのり》

公立諏訪東京理科大学工学部情報応用工学科教授。医療介護・健康工学研究部門長。専門は脳科学、応用健康科学。遊ぶ、運動する、学習するといった日常の場面における脳活動を調べている。ドーパミン神経系の特徴を利用し遊技機のもたらす快感を量的に計測したり、ギャンブル障害・ゲーム障害の実態調査や予防・ケア、脳トレーニング、AI（人工知能）研究など、ヒトの脳のメカニズムを探求する。著書に『楽しみながら脳を活性化！大人の漢字ドリル200日』（小社）などがある。

《参考文献・Webサイト》
『百人一首』著：鈴木日出男 1990年刊行 ちくま文庫
『百人一首を楽しく読む』著：井上宗男 2003年刊行 笠間書院
『こんなに面白かった「百人一首」』監修：吉海直人 2010年刊行 PHP文庫
「百人一首の風景」https://hyakunin.stardust31.com/index.html

脳《のう》がみるみる若返《わかがえ》る！
なぞり書《が》き・音読《おんどく》　百人一首《ひゃくにんいっしゅ》

2023年 7月20日　第1刷発行
2024年12月 5日　第2刷発行

著・手本　中山佳子
脳科学監修　篠原菊紀
装丁・本文デザイン　松田剛（株式会社 東京100ミリバールスタジオ）
編集協力　前田明子（オフィスマカロニ）

発行人　永田和泉
発行所　株式会社イースト・プレス
〒101-0051
東京都千代田区神田神保町2-4-7　久月神田ビル
Tel03-5213-4700　Fax03-5213-4701
https://www.eastpress.co.jp

印刷所　中央精版印刷株式会社

ISBN978-4-7816-2226-2